Gottschalk/Wunderlich Mukoviszidose

PD Dr. med. Bodo Gottschalk
Prof. Dr. med. Peter Wunderlich

Mukoviszidose

Ursachen und Auswirkungen von
Mukoviszidose / Cystischer Fibrose (CF)
Die Behandlung mit Medikamenten
und Physiotherapie

≡ TRIAS THIEME HIPPOKRATES ENKE

Anschriften der Autoren:
Priv.-Doz. Dr. med. Bodo Gottschalk
Jahnstr. 2
D(W)-7332 Eislingen/Fils

Prof. Dr. med. Peter Wunderlich
Klinik für Kinderheilkunde
Medizinische Akademie »C. G. Carus«
Fetscherstr. 74
D(O)-8019 Dresden

Umschlaggestaltung und
Konzeption der Typographie:
B. und H. P. Willberg, Eppstein/Ts.

Umschlagzeichnung:
Friedrich Hartmann, Stuttgart

Textzeichnungen:
Friedrich Hartmann, Stuttgart
Büro Freitag & Häussermann,
Günther Biste, Schwäbisch Gmünd

*Die Deutsche Bibliothek –
CIP-Einheitsaufnahme*

Gottschalk, Bodo:
Mukoviszidose: Ursachen und
Auswirkungen von Mukoviszidose/
Cystischer Fibrose (CF); die
Behandlung mit Medikamenten und
Physiotherapie/Bodo Gottschalk;
Peter Wunderlich. – Stuttgart: TRIAS
– Thieme Hippokrates Enke, 1992
NE: Wunderlich, Peter:

© 1992 Georg Thieme Verlag
Rüdigerstraße 14,
D-7000 Stuttgart 30.
Printed in Germany
Satz und Druck: Gulde-Druck GmbH,
Tübingen (Linotype System 4
[300 LTC])

ISBN 3-89373-192-X   1 2 3 4 5 6

Wichtiger Hinweis: Wie jede Wissenschaft ist die Medizin ständigen Entwicklungen unterworfen. Forschung und klinische Erfahrung erweitern unsere Erkenntnisse, insbesondere was Behandlung und medikamentöse Therapie anbelangt. Soweit in diesem Werk eine Dosierung oder eine Applikation erwähnt wird, darf der Leser zwar darauf vertrauen, daß Autoren, Herausgeber und Verlag große Sorgfalt darauf verwandt haben, daß diese Angabe dem Wissensstand bei Fertigstellung des Werkes entspricht.

Für Angaben über Dosierungsanweisungen und Applikationsformen kann vom Verlag jedoch keine Gewähr übernommen werden. Jeder Benutzer ist angehalten, durch sorgfältige Prüfung der Beipackzettel der verwendeten Präparate und gegebenenfalls nach Konsultation eines Spezialisten festzustellen, ob die dort gegebene Empfehlung für Dosierungen oder die Beachtung von Kontraindikationen gegenüber der Angabe in diesem Buch abweicht. Eine solche Prüfung ist besonders wichtig bei selten verwendeten Präparaten oder solchen, die neu auf den Markt gebracht worden sind. Jede Dosierung oder Applikation erfolgt auf eigene Gefahr des Benutzers. Autoren und Verlag appellieren an jeden Benutzer, ihm etwa auffallende Ungenauigkeiten dem Verlag mitzuteilen.

Geschützte Warennamen (Warenzeichen) werden *nicht* besonders kenntlich gemacht. Aus dem Fehlen eines solchen Hinweises kann also nicht geschlossen werden, daß es sich um einen freien Warennamen handele. Das Werk, einschließlich aller seiner Teile, ist urheberrechtlich geschützt. Jede Verwertung außerhalb der engen Grenzen des Urheberrechtsgesetzes ist ohne Zustimmung des Verlages unzulässig und strafbar. Das gilt insbesondere für Vervielfältigungen, Übersetzungen, Mikroverfilmungen und die Einspeicherung und Verarbeitung in elektronischen Systemen.

Inhaltsverzeichnis

Zu diesem Buch	9
Was ist CF?	11
Welche Anzeichen sprechen für eine CF?	15
Wie wird die CF erkannt?	19
Auswirkungen auf die Atmungsorgane	24
Welche Untersuchungsmethoden werden angewandt?	27
Welche Krankheitserscheinungen treten auf?	28
Chronifizierung und Komplikationen	32
Behandlung der Lungenerscheinungen	34
Wie wirken schleimlösende Mittel?	34
Wozu dient die Inhalationsbehandlung und wie wirkt sie?	35
Wie wird die Physiotherapie durchgeführt?	37
Wozu dienen Antibiotika?	40
Wie werden Antibiotika angewandt?	40
Welche weiteren Medikamente können bei den Lungenveränderungen der CF gebraucht werden?	43
Warum werden Lungen- bzw. Herz-Lungen-Transplantationen durchgeführt?	44

Inhaltsverzeichnis

Auswirkungen auf die Verdauungsorgane   45

Welche Magen-Darm-Störungen treten bei der CF auf?   47

Was bewirkt die reduzierte Enzymbildung in der Bauchspeicheldrüse?   47
Welche Veränderungen an Leber und Gallenblase treten auf?   50
Wie werden Magen und Darm betroffen?   51
Wie entstehen Bauchschmerzen?   53

Wie werden die Magen-Darm-Störungen behandelt?   55

Wie kann man die verminderte Enzymbildung der Bauchspeicheldrüse ergänzen?   55

Wie werden die Veränderungen von Leber und Gallenblase behandelt?   66

Wie erfolgt die Behandlung der Magen- und Darmstörungen?   67

Welche Veränderungen treten an anderen Organen auf?   69

Wie wird die Schweißproduktion verändert?   69

Besteht ein Zusammenhang zwischen den Störungen an den Schweißdrüsen und den Veränderungen an Lunge und Bauchspeicheldrüse?   70
Wie wirkt sich die CF auf die männlichen Geschlechtsorgane aus?   71
Wie wirkt sich die CF auf die weiblichen Geschlechtsorgane aus?   71
Wie kann die Schwangerschaftsverhütung bei CF erfolgen?   72
Welche Auswirkungen hat die CF auf die Schwangerschaft?   73

Wie kann man mit der Mukoviszidose leben?   75

Auswahl des Wohnortes   75

Impfungen   76

Entwicklungsjahre   76

Unterbringung in der Kinderkrippe oder dem Kindergarten   78
Schulbesuch   79
Ferienlager, Schulfreizeiten und Schulausflüge   80
Besuche bei Freunden   80

Sport und körperliche Betätigung   81
Empfohlene Sportarten   84

Reisen und Urlaub   85

Welche sozialen Hilfen können beansprucht werden?   86

Steuerliche Hilfen   86
Pflegegeld   88
Schul- und Ausbildungshilfen   89

Wie geht es weiter mit der Mukoviszidose?   91

Welche Organisationen vertreten CF-Interessen und können helfen?   92

Erklärung medizinischer Fachbegriffe   95

Sachverzeichnis   98

Zu diesem Buch

Dieses Buch ist gedacht für die Eltern eines Kindes, bei dem soeben eine Mukoviszidose oder Zystische Fibrose (engl.: *Cystic Fibrosis = CF*) festgestellt wurde oder schon länger bekannt ist, aber auch für CF-Kranke, die inzwischen das Jugendlichen- oder Erwachsenenalter erreicht haben.

Wir, die Autoren, wollen Ihnen hiermit in möglichst einfachen Worten das nötige Wissen über diese sehr komplexe Krankheit vermitteln. Aus langjährigem Umgang mit CF-Patienten kennen wir die Probleme dieser Krankheit genau. Wir wissen, wie wichtig es ist, nicht zu verzweifeln, wenn die Diagnose bekannt wird. Wir haben in den vergangenen zwei Jahrzehnten erleben können, welche Fortschritte in der Diagnostik und der Therapie dieser schweren Erbkrankheit erreicht wurden. Daraus ergibt sich unsere Hoffnung, daß die nächsten 5 bis 10 Jahre den Durchbruch zu einer völlig neuen Behandlung geben werden, mit der erstmalig die Krankheit an ihrer Ursache gepackt werden kann.

In Deutschland leben insgesamt mehr als 3000 CF-Kranke. Sie oder Ihr Kind sind also nicht die einzigen, die von dieser Erkrankung betroffen sind. Sie sollen mit unserer Hilfe andere Kinder oder Erwachsene mit dieser Krankheit kennenlernen und aus dieser Begegnung Kraft für Ihren Kampf gegen diese Krankheit gewinnen.

Die Autoren kennen aus eigener Erfahrung die Verhältnisse in der CF-Betreuung sowohl im Westen wie im Osten unseres geeinten Deutschlands. Wir versuchen, die Erfahrungen aus den früheren beiden deutschen Staaten in dieses gesamtdeutsche Projekt einzubringen.

BODO GOTTSCHALK PETER WUNDERLICH
Eislingen an der Fils Dresden

Was ist CF?

CF ist die Abkürzung für *Cystic Fibrosis (Zystische Fibrose)*, eine anglo-amerikanische Bezeichnung für die in Deutschland meist *Mukoviszidose* genanne Krankheit. Beide Namen beziehen sich auf bestimmte Besonderheiten dieser Krankheit, zum einen auf die Entwicklung einer Bindegewebswucherung *(Fibrose)* in der Bauchspeicheldrüse *(Pankreas)*, die zur Ausbildung von flüssigkeitsgefüllten Hohlräumen *(Zysten)* in diesem Organ führt. Außerdem ist bei dieser Erkrankung das Sekret vieler Drüsen, der Schleim *(Mukus)* von abnorm zäher *(visköser)* Beschaffenheit.

CF ist eine chronische Krankheit.
Die von ihr Betroffenen haben ihr ganzes Leben mit den krankhaften Veränderungen ihrer Organe und deren Folgen zu tun.

CF ist eine Allgemeinerkrankung.
Sie betrifft den ganzen Körper, vor allem aber die Atem- und die Verdauungsorgane einschließlich der Bauchspeicheldrüse, seltener auch die Leber.

CF ist eine unheilbare Krankheit.
Bisher gibt es noch keine Möglichkeit, die krankhafte Störung selbst zu beseitigen. Die Behandlung kann lediglich die Folgen der Erkrankung mildern und Komplikationen zu verhindern suchen. Die Wissenschaftler haben aber die begründete Hoffnung, daß ihnen spätestens in den nächsten zehn Jahren die Heilung der CF gelingt, nachdem die Aufklärung der genauen Störung auch bei dieser Erkrankung gelungen ist.

CF ist eine Erbkrankheit.
Die krankhafte Erbanlage wird bereits bei der Befruchtung der mütterlichen Eizelle festgelegt. Sie ist in jeder Zelle des CF-Kranken nachweisbar.

Seit 1989 kennt man den genauen Ort der fehlerhaften Erbanlage *(Gen)*, und man kann ganz genau ihre Lage innerhalb der Zelle auf dem langen Arm des Chromosoms Nr. 7 angeben (Abb. 1). Man weiß auch, daß dieser Gendefekt für die Produktion eines Eiweißes verantwortlich ist, dem nur an einer bestimmten Position ein einziger Baustein, eine Aminosäure fehlt. Diese winzige Störung führt aber dazu, daß in allen Drüsenzellen der Transport von Salzen durch die Zellwand (die sogenannten Chlorid-Kanälchen) gestört ist. Infolge dieser Störung ist z.B. das Produkt der Schweiß-

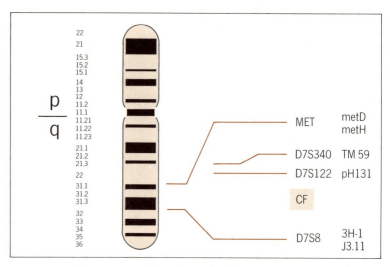

Abb. 1 Schematische Darstellung eines Chromosoms Nr. 7 mit dem kurzen (p) und dem langen Arm (q). Auf letzterem befindet sich das CF-Gen zwischen den Abschnitten 31.1 und 31.3. Dieser Bereich ist auf der rechten Seite vergrößert dargestellt, wobei auch benachbarte DNA-Abschnitte (sog. Marker) benannt sind.

drüsen, der Schweiß, in seinem Salzgehalt verändert. Diese Erscheinung wird auch für die Erkennung der CF – durch den Schweißtest (siehe S. 19) – genutzt.

CF ist keine Infektionskrankheit,
also auch nicht ansteckend. Wohl aber bietet die besondere Beschaffenheit des Bronchialschleims bei CF-Kranken günstige Voraussetzungen dafür, daß sich bestimmte Bakterien in den Bronchien ansiedeln und dort eine chronische Infektion hervorrufen.

CF wird nicht durch eine falsche Ernährung hervorgerufen
und kann auch nicht durch Diät geheilt werden. Durch die Beteiligung der Bauchspeicheldrüse und des gesamten Verdauungsapparates kommt es aber zu Auswirkungen, die auch eine Behandlung mit Drüsenwirkstoffen (Verdauungsenzymen) (siehe S. 55) und eine besondere Aufmerksamkeit bei der Ernährung (siehe S. 58) erfordern.

CF entsteht nicht durch Umweltverschmutzung.
Wohl aber können sich Umweltfaktoren wie ein hoher Schadstoffgehalt in der Außen- oder Raumluft, ganz besonders aber das aktive und passive Rauchen ungünstig auf den Verlauf der Erkrankung auswirken.

Was ist CF?

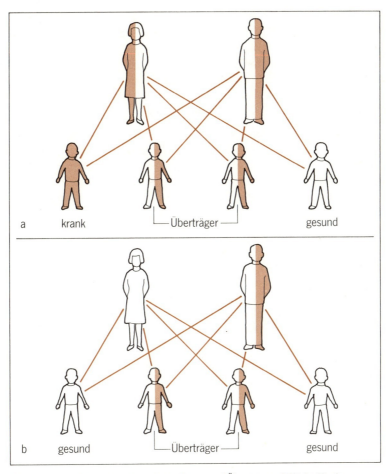

Abb. 2 a) Erbgang bei der Mukoviszidose. Beide Eltern sind Überträger, 25% der Kinder erkranken, 50% sind erneut Überträger.
b) Ein Elternteil ist Überträger, der andere besitzt keine Erbanlage für die Mukoviszidose. 50% werden Überträger sein, kein Kind kann aber an einer Mukoviszidose erkranken.

Die Geburt eines CF-kranken Kindes wird nicht durch Störungen im Ablauf der Schwangerschaft
oder ein »Versehen« der Schwangeren **bewirkt**. Niemandem kann man die »Schuld« für dieses Ereignis geben.

Die Ursache ist vielmehr das Zusammentreffen von CF-Erbanlagen beim Vater und bei der Mutter des Kindes. Es handelt sich um eine sogenannte verdeckte (*rezessive*) Vererbung (Abb. 2). Das bedeutet, daß erst dann eine Krankheit auftritt, wenn beide Erbanlagen des Kindes – vom Vater und von der Mutter stammend – den gleichen krankhaften Defekt aufweisen. Die Überträger, die jeweils eine gesunde und eine krankhafte Erbanlage besitzen, sind dagegen gesund und spüren nichts von ihrer CF-Erbanlage. Von ihren Kindern werden nach den Erbregeln (im statistischen Durchschnitt) 25% eine CF aufweisen, 50% werden wieder Überträger und 25% völlig frei von der CF-Erbanlage sein.

In Mitteleuropa sind 3 bis 4% der Bevölkerung Träger der CF-Erbanlage (Überträger). Also werden einmal unter 600 bis 1000 Ehen beide Partner Träger der Erbanlagen sein, so daß bei ihnen mit dem Auftreten dieser Erkrankung bei einem Viertel der Nachkommenschaft zu rechnen ist. Das bedeutet, daß unter je 3000 bis 4000 Neugeborenen mit einem Fall von CF zu rechnen ist.

In der ehemaligen DDR wurden zwischen 1971 und 1980 unter 2,1 Millionen Neugeborener 534 Fälle von CF gefunden (entsprechend einer Häufigkeit von 1:3947). In einem zentralen Register wurden dort alle CF-Patienten erfaßt. Von den im Jahre 1991 in 28 Mukoviszidose-Ambulanzen in den neuen Bundesländern betreuten 884 CF-Kranken waren 197 (21,1%) bereits über 18 Jahre alt. In den alten Bundesländern werden zur Zeit in 60 Ambulanzen 2411 CF-Kranke betreut, von denen 752 (31,5%) das Erwachsenenalter erreicht haben.

Es zeigt sich also ganz deutlich die Tendenz, daß immer mehr CF-Kranke das Erwachsenenalter erreichen. Wir können bei einer Erkrankung, an der vor 20 bis 30 Jahren die meisten Betroffenen schon im Säuglingsalter starben, nunmehr eine mittlere Lebenserwartung von rund 25 Jahren berechnen. Es handelt sich also nicht mehr nur um eine Erkrankung des Kindesalters. Bisher haben sich aber nur wenige Lungen-Fachärzte, die für erwachsene Patienten »zuständig« wären, mit dieser Krankheit beschäftigt. So bleiben die meisten CF-Kranken, auch wenn sie dem Kindesalter entwachsen, weiter in kinderärztlicher Betreuung. Dazu trägt sicher auch die starke persönliche Bindung bei, die sich zwischen einem Arzt und seinen Patienten nach 10 oder 15 Jahre dauernder Behandlung entwickelt.

Die sehr komplexe Natur des CF-Krankheitsbildes und die umfassenden Behandlungsmaßnahmen, die es erfordert, machen die Behandlung in einem hochspezialisierten Zentrum (CF-Ambulanz) unumgänglich. In einem solchen Zentrum müssen Möglichkeiten sowohl zur ambulanten als auch zur stationären Behandlung gegeben sein. Nur diese Konzentration der Behandlung in einer Hand garantiert optimale Betreuungsergebnisse.

Welche Anzeichen sprechen für eine CF?

Bei vielen verschiedenen Krankheitszeichen kann eine CF eine Ursache sein. Die Ärzte haben lernen müssen, daß es sich bei dieser Erkrankung um ein sehr vielgestaltiges Erscheinungsbild handelt. Das macht die Diagnosestellung so schwierig. Vielleicht haben Sie das selbst erlebt. Die folgenden beiden Fälle sind dafür Beispiele.

1. Die kleine Marina hatte bei der Geburt ein ganz normales Gewicht von 3400 g. Sie nahm – wie die meisten Neugeborenen – in der ersten Lebenswoche noch etwa 500 g an Gewicht ab. Trotz ausreichender Trinkmengen an Muttermilch nahm sie dann jedoch nicht wieder zu. Sie hätte spätestens im Alter von 2 Wochen wieder ihr Geburtsgewicht erreichen müssen. Sie wurde darum erst mit 4 Wochen (mit 3100 g) nach Hause entlassen. Sie bekam bei der Zugabe von Kuhmilch zur Ernährung Durchfälle und wurde eine Woche später mit knapp 3000 g wieder in die Klinik aufgenommen. Trotz mehrfacher Diätumstellung gelang es nicht, sie zum Gedeihen zu bringen. Mit 3½ Monaten wog sie noch immer erst 2900 g. Nun wurde auch an eine Mukoviszidose gedacht und ein Schweißtest (siehe S. 19) durchgeführt. Dieser wies mit 80 mmol Na/l Schweiß (normal sind Werte unter 50) einen krankhaft erhöhten Wert nach und bestätigte die Verdachtsdiagnose. Marina wurde daraufhin in unsere Klinik verlegt. Unter Behandlung mit Enzympräparaten der Bauchspeicheldrüse nahm sie nun allmählich an Gewicht zu. Mit 4 Monaten erreichte sie endlich wieder ihr Geburtsgewicht. Im Alter von 6 Monaten wog sie 4550 g und mit einem Jahr 8400 g.

2. Karl-Heinz war schon als Säugling und Kleinkind sehr anfällig. Er erkrankte viele Male an Bronchitis und machte mehrfach eine Lungenentzündung (Pneumonie) durch. Später litt er unter einem chronischen Husten. Er besuchte die Kinder- und Jugendsportschule. In den naturwissenschaftlichen Fächern hatte er gute und sehr gute Leistungen, im Sport war er schlechter. Er blieb mager und untergewichtig, obwohl er viel aß. Er wollte Elektronik-Ingenieur werden. Beim Basteln fiel ihm früh auf, daß sich alle blanken Metallflächen und -drähte, die er berührte, verfärbten. Während des Militärdienstes erkrankte er an einer sehr schweren Pneumonie, die sich nicht richtig zurückbildete. Er wurde mehrere Monate im Lazarett behandelt, auch in eine Lungenklinik zur Bronchialspiegelung (Bronchoskopie) überwiesen, ohne daß die Ursache geklärt werden konnte. Schließlich entließ man ihn als untauglich

aus dem Militärdienst. Er konnte studieren. Aber weiter bestand eine chronische Bronchitis mit Auswurf. Erst als bei seiner jüngeren Schwester im Alter von 12 Jahren eine CF nachgewiesen wurde, schickte man ihn zu uns – im Alter von 23 Jahren – zum Schweißtest. Dieser Test fiel mit über 100 mmol Na/l Schweiß eindeutig positiv aus. Unter entsprechender Behandlung, die er selbst durch leichte sportliche Übungen und autogene Drainage (zur Sekretentleerung) (siehe S. 39) unterstützt, geht es ihm recht gut. Er konnte inzwischen sein Studium beenden und ist als Ingenieur voll berufstätig.

Obwohl es sich bei der Mukoviszidose um eine Erbkrankheit handelt, bei der in der Regel schon im Säuglingsalter die ersten Krankheitszeichen auftreten, wird die Diagnose trotzdem nicht selten lange Zeit verfehlt. Besonders verdächtig auf das Vorliegen einer CF ist immer das gleichzeitige Auftreten von Symptomen des Magen-Darm-Traktes *und* der Atemorgane.

Die Diagnose CF ist leicht zu stellen, wenn
- es schon einen Erkrankungsfall in der Familie gibt.
- das typische Krankheitsbild zu sehen ist: ein abgemagerter Säugling bzw. ein mageres Kleinkind mit aufgetriebenem Bauch und dazu im Kontrast ganz dürren Ärmchen und Beinchen. Das Kind hat stinkende, fettreiche und sehr massige Stühle und hustet dauernd.
- wenn gleichzeitig erhebliche Krankheitserscheinungen von seiten der Bronchien oder Lunge *und* des Verdauungsapparates vorliegen.

Je nach dem Alter der Patienten werden auch jeweils andere Krankheitszeichen (*Symptome*) im Vordergrund stehen. Bei **jungen Säuglingen** sind dies vor allem:
- fehlende Entleerung von Kindspech (in den ersten 2–3 Lebenstagen). Bereits beim Neugeborenen kann nämlich als Sonderform der CF in den ersten Lebenstagen ein lebensbedrohender Darmverschluß durch eingedicktes, sehr zähes Kindspech (*Meconium*) auftreten, der *Mekonium-Ileus* (vgl. die ausführlichere Darstellung auf S. 53).
- Zeichen des Darmverschlusses (Unruhe, schmerzhafter und aufgetriebener Leib, glänzend gespannte Bauchhaut).
- anhaltende Neugeborenen-Gelbsucht (*Ikterus*).
- Nichtgedeihen (ungenügende oder ganz ausbleibende Gewichtszunahme) und
- dünne Stuhlentleerungen in jeder Windel (Durchfälle).

Bei jungen Säuglingen treten also zuerst meist nur die Zeichen der Darmbeteiligung auf.

Erst **bei älteren Säuglingen** kommt dann auch eine Mitbeteiligung der Atemorgane häufiger vor:

- anhaltender oder häufig wiederkehrender Husten, vor allem mit Hustenattacken, die einem Keuchhusten ähnlich sind (*pertussiformer Husten*).
- mehrfaches Auftreten einer Lungenentzündung (*Pneumonie*) oder
- Verlegung von Bronchien durch Sekret (*Atelektase*) oder
- auffällige und anhaltende Veränderungen im Lungen-Röntgenbild.

Weiterhin können schon in diesem Alter eine
- Lebervergrößerung und -verhärtung,
- Zeichen eines Darmverschlusses,
- Hinweise auf Bauchschmerz-Attacken oder
- ein Mastdarmvorfall (*Rektumprolaps*)

auftreten.

Bei **älteren Kindern und Erwachsenen** ist das Krankheitsbild der CF noch vielgestaltiger. Folgende Krankheitserscheinungen können einzeln, neben- oder nacheinander auftreten:

- chronische Bronchitis, oft mit eitrigem Auswurf,
- Ausbildung von Bronchialerweiterungen (*Bronchiektasen*),
- chronische Lungenentzündung oder Lungenverhärtung (*Fibrose*),
- Lungenüberblähung (*Lungenemphysem*),
- Lungenblutungen (*Hämoptysen*),
- chronische Nasennebenhöhlen-Entzündung (*Sinusitis*),
- Ausbildung echter Nasenpolypen,
- Auftreten von Trommelschlegelfingern mit Uhrglasnägeln,
- Magersucht und ungenügende Gewichtszunahme,
- chronische Durchfälle, übelriechend, mit Fettauflagerung,
- Nahrungsunverträglichkeit (besonders fetter Speisen),
- Bauchschmerzattacken und Zeichen eines Darmverschlusses,
- Leberverhärtung und Leberschrumpfung (*Leberzirrhose*),
- Bluterbrechen oder Entleerung von Teerstühlen infolge Blutungen aus Krampfadern der Speiseröhre (*Oesophagus-Varizen*),
- Gallenblasen-Entzündung (*Cholezystitis*),
- Gallenstein-Leiden (*Cholelithiasis*),
- Entzündungen der Bauchspeicheldrüse (*Pankreatitis*),
- chronische Entzündung der Nebenhoden (*Epididymitis*),

- chronische Entzündung der Gebärmutterschleimhaut (*Endometritis*),
- Zeugungsunfähigkeit und Unfruchtbarkeit.

Sie sehen also, wie schwer es dem Arzt gemacht wird, die einheitliche Ursache dieser verschiedenen und sehr unterschiedlichen Beschwerden und krankhaften Veränderungen zu erkennen.

Wie wird die CF erkannt?

Bei Verdacht auf eine Mukoviszidose versucht man, diese Erkrankung eindeutig nachzuweisen oder sie auszuschließen. Der wichtigste Test zum Nachweis einer CF ist der *Schweißtest*. Mit diesem Test wird der erhöhte Gehalt an Kochsalz (Natriumchlorid) im Schweiß als Zeichen der Mukoviszidose nachgewiesen.

Wir sagten Ihnen ja schon, daß die CF eine Erkrankung darstellt, die im Prinzip alle Drüsen des Körpers – also auch die Schweißdrüsen – in Mitleidenschaft zieht. Die Funktionsstörung der Schweißdrüsen äußert sich darin, daß die Konzentrationen von Natrium- und Chlor-Ionen (d.h. den Bestandteilen unseres Kochsalzes) im frisch produzierten Schweiß erhöht sind. Schon im Mittelalter gab es Beobachtungen, die auf einen Zusammenhang zwischen besonders salzigem Schweiß und verkürzten Lebensaussichten eines Kindes hinwiesen. »Das Kind stirbt bald wieder, dessen Stirne beim Küssen salzig schmeckt«, hieß es zum Beispiel im alemannischen Ammenbrauch. Heute müßte man diesen Spruch umformen zu: »Das Kind, dessen Stirn beim Küssen salzig schmeckt, hat vielleicht eine Mukoviszidose.« Aber mit einem solchen »Kuß-Test« allein kann man keine sichere Diagnose stellen. Vor allem deshalb nicht, weil äußere Einflüsse auf die Hautoberfläche wirken, die sofort die Salzmenge und -konzentration verändern können. Sie alle wissen, daß nach starkem Schwitzen, besonders in trockener Luft oder in der Sonne, der Schweiß zwar reichlich fließt, aber auch schnell eintrocknet, so daß sich sogar kleine Salzkristalle auf der Haut bilden können. Wenn man sich unter diesen Bedingungen nur einige Stunden lang nicht badet oder wäscht, schmeckt die Haut sehr salzig, ohne daß dies etwas mit einer CF zu tun hat.

Andererseits wird auch bei einem CF-Kranken unmittelbar nach einem Bade keinerlei Salz auf der Haut nachweisbar sein, weder mit der Zunge noch mit einem chemischen Test. Um Irrtümer auszuschließen, muß man also genau definierte Untersuchungsbedingungen schaffen, unter denen möglichst reichlich Schweiß fließt, jedoch weder eine Verdunstung noch eine Verdünnung oder andere Verluste an Schweiß möglich sind.

Diese Bedingungen erfüllt die *Pilokarpin-Iontophorese*, die sich weltweit als bester Test zum Nachweis – oder Ausschluß – einer Mukoviszidose bewährt hat. Der Test wurde schon 1959 von zwei Forschern aus den USA angewandt. Alle neueren Verfahren müssen sich an diesem Standard messen.

Das Pilokarpin ist eine chemische Substanz, die schon in sehr geringer Menge die Schweißdrüsen zu einer starken Sekretion anregt. Um nur an einer Stelle der kindlichen Körperoberfläche eine maximale Schweißsekretion zu bewirken, müßte man das Pilokarpin dort in die Haut injizieren. Man kann aber auch mit elektrischem Strom die Pilokarpin-Moleküle in die Haut hinein bzw. durch die intakte Haut-Oberfläche bis an die Schweißdrüsen heranbringen. Dies eben geschieht bei der Iontophorese.

Diese läuft im Prinzip folgendermaßen ab: Man wählt für die Untersuchung eine glatte und unbehaarte Hautpartie, z. B. die Innenseiten von Ober- oder Unterarm. Bei Säuglingen ist auch die Vorderseite der Oberschenkel gut geeignet. Auf die gewaschene und wieder abgetrocknete Haut wird ein kleines Läppchen aufgebracht, das mit einer Pilokarpin-Lösung getränkt wurde. Darüber kommt eine Metall-Elektrode (die Kathode). Eine zweite Elektrode (die Anode) wird etwas entfernt angebracht. Wenn an beide Elektroden ein elektrischer Strom angelegt wird, dann fließt dieser von der Kathode (dem Minus-Pol) zur Anode (dem Plus-Pol). Mit dem Fluß der Elektronen (dem elektrischen Strom) werden auch die Pilokarpin-Moleküle in die Haut hineintransportiert. Die Pilokarpin-Konzentration, die Stromstärke (2–5 mA) und die Zeitdauer der Einwirkung (5–10 min) sind standardisiert. Der Patient verspürt bei der ganzen, völlig ungefährlichen Prozedur nur ein leichtes Prickeln auf der Haut. Die benutzte Stromstärke ist so niedrig, daß es in keinem Falle zu Komplikationen kommen kann. Nur wenn die flache Elektrode nicht richtig anliegt und vielleicht nur mit einer Ecke Kontakt zur Haut hat, kann dort der elektrische Strom stärker empfunden werden.

Wenn dann die Elektroden wieder entfernt werden, sieht man eine stärkere Rötung der Haut genau in dem Bereich, wo das mit Pilokarpin getränkte Läppchen aufgelegen hat. Das ist die Wirkung des Pilokarpins. Diese Stelle wird nun erneut abgewaschen und getrocknet. In dem geröteten Bereich wird nun ein trockenes und vorher genau gewogenes Blättchen Filterpapier gelegt, mit Folie abgedeckt und mit Pflaster ringsum verklebt. Jetzt muß der Patient noch 30 min – nur in diesem Bereich – kräftig schwitzen, was ihm aber keinerlei Beschwerden bereitet. Um das Schwitzen aber zu unterstützen, kann der betreffende Arm noch mit einem Schal oder Handtuch warm eingewickelt werden.

Die vorher durch das Pilokarpin kräftig gereizten Schweißdrüsen produzieren nun reichlich Schweiß, der von dem Filterpapier, vollständig aufgesaugt wird. Das schweißgetränkte Filterpapier muß wegen der Verdunstungsgefahr sofort in ein Meßglas eingebracht und dieses dicht verschlossen werden. Durch Rückwiegen kann man die Schweißmenge genau bestimmen. Das Filterpapier wird mit einer abgemessenen Menge von destilliertem Wasser ausgelegt und darin die Konzentration von Chlor durch *Titration* oder von Natrium durch *Flammenfotometrie* bestimmt und diese dann auf die ursprüngliche Konzentration im Schweiß zurückgerechnet. Manche Labors bestimmen Natrium und Chlor, andere begnügen sich mit der Bestimmung nur einer Ionenart. Es ist auch möglich, statt des Filterpapiers ein flaches Gläschen zum Sammeln des Schweißes auf die Haut zu kleben.

Die beschriebene Methode ist sicher, aber arbeits- und zeitaufwendig. Sie müssen für die gesamte Untersuchung etwa 2 Stunden Zeit einplanen.

Deshalb sind verschiedene alternative Methoden entwickelt worden, die insbesondere die Titration und/oder die Flammenfotometrie umgehen wollen. Man kann im Anschluß an die Pilokarpin-Iontophorese sofort mit einem entsprechenden Meßgerät im frisch gewonnenen Schweiß die osmotische Kraft (*Osmometrie*) oder die Leitfähigkeit für den elektrischen Strom (*Konduktometrie*) messen. Bei beiden Methoden sind die Meßergebnisse dem Kochsalzgehalt im Schweiß proportional und können einfach umgerechnet oder bereits an der Skala des Meßgerätes abgelesen werden.

Es gibt inzwischen auch so empfindliche Geräte, daß bereits ganz geringe Schweißmengen – ohne daß die Anregung der Schweißproduktion durch das Pilokarpin nötig ist – für einen ersten orientierenden Test ausreichen. Dazu wird entweder eine chlorid-sensitive Sonde oder die bereits erwähnte Osmometrie benutzt. Die Ergebnisse dieser Methoden müssen aber besonders kritisch bewertet werden. Um den Werten sicher vertrauen zu können, sollten nur die Untersuchungsergebnisse von erfahrenen Laboratorien berücksichtigt werden, die genügend große Untersuchungszahlen aufweisen. Solche Laboratorien stehen gewöhnlich den CF-Ambulanzen zur Verfügung, die viele Patienten betreuen.

Um die **Diagnose** einer Mukoviszidose (CF) aber ganz sicher zu stellen, werden auf jeden Fall drei voneinander unabhängige Untersuchungen – im Abstand von einigen Tagen oder Wochen – gefordert, von denen wenigstens zwei mit der klassischen Methode der Pilokarpin-Iontophorese durchgeführt werden müssen.

Dies erfordert die möglichst hohe Sicherheit, mit der wir die Diagnose beweisen wollen. Diese Sicherheit ist notwendig, da nicht nur jahrelange Behandlungsmaßnahmen, sondern auch das ganze weitere Schicksal des Patienten davon abhängen, ob die gestellte Diagnose wirklich zutreffend ist.

Die Ionenkonzentrationen im Schweiß sind etwas vom Alter der Untersuchungsperson abhängig. Es kommt mit zunehmendem Alter auch zu einem leichten Anstieg der Schweißwerte. Das beeinträchtigt aber die diagnostische Aussagekraft des Testes nicht. Die Werte bei gesunden Kindern liegen in der Regel zwischen 20 und 40 mmol/l. Alle Werte zwischen 40 und 60 mmol/l sind als kontrollbedürftige Grenzwerte anzusehen. Bei mehrfachen Werten über 60 mmol/l gibt es keine Zweifel an der Diagnose CF.

Für Personen im Alter über 18 Jahre liegen die Grenzwerte etwas höher (Gesunde bis 60 mmol/l, CF-Kranke über 90 mmol/l).

Wenn bei einigen wenigen Personen die Werte ständig im Grenzbereich liegen, ist eine Entscheidung schwierig. In diesem Falle können wir heute durch die **genetische Untersuchung** doch noch klären, ob eine CF vorliegt oder nicht. Die Höhe der Schweißwerte sagt nichts über die Schwere der Krankheit aus. Es ist also nicht so, daß etwa besonders hohe Schweißwerte für eine besonders schwere Erkrankung sprechen. Schon lange hat man versucht, noch andere Teste einzuführen, mit denen eine Früh-Diagnose, die Untersuchung aller Neugeborenen oder die Erkennung von Überträgern der CF möglich sein sollte.

Besonders aussichtsreich für einen *Siebtest (Screening)*, mit dem man alle Neugeborenen auf das Vorliegen einer CF »durchsieben« will, erschien viele Jahre die Untersuchung des Kindspechs (*Meconium*) beim Neugeborenen. Dieses weist bei Trägern der Erbkrankheit CF in der Regel einen erhöhten Gehalt an dem besonderen Eiweiß Albumin auf. Mit der Untersuchung jedes Neugeborenen in der Entbindungsklinik, mit einem Streifentest direkt am Krankenbett, glaubte man die Erkrankung mit hinreichender Sicherheit, vorbehaltlich einer Bestätigungs-Untersuchung mit dem ausführlich geschilderten Schweißtest nachweisen zu können.

In der ehemaligen DDR hat man ein ähnliches Verfahren genutzt, bei dem Filterpapier-Streifen, die mit etwas Meconium bestrichen waren, in ein zentrales Labor zur Untersuchung eingeschickt wurden. Zwischen 1976 und 1985 wurden auf diese Weise fast 1,8 Millionen Neugeborene untersucht. Von diesen wiesen später 408 eine CF auf (das entspricht wieder einer Erkrankungshäufigkeit von 1:4000).

Aber nur bei 198 Kindern wurde die Erkrankung durch den geschilderten Siebtest gefunden. Bei einer Rate falsch-negativer Testergebnisse von 42% konnte es nicht verantwortet werden, die Untersuchungen mit dieser Methode noch weiter fortzuführen.

Besser für einen solchen Siebtest erscheint inzwischen die **Bestimmung des Enzyms** *Trypsin* (das aus der Bauchspeicheldrüse stammt) oder seiner Vorstufe Trypsinogen im Blute Neugeborener geeignet, die mit verschiedenen Methoden möglich ist. Ein kleineres Blutströpfchen genügt dafür bereits. Man kann durch diesen Test bereits bei einem noch nicht durch Krankheitserscheinungen auffällig gewordenen Neugeborenen die Diagnose CF stellen und sehr frühzeitig eine Behandlung beginnen.

Wenn in einer Familie bereits ein CF-krankes Kind geboren wurde, ergibt sich die Frage nach einem weiteren gesunden Kinde. Entsprechend den Erbgesetzen ist auch bei 25% aller weiteren Kinder mit der gleichen Erbkrankheit zu rechnen. Um diese Erkrankung schon im Mutterleib zu erkennen, gibt es heute die Möglichkeit der **vorgeburtlichen** (*pränatalen*) **Diagnostik**. Zu diesem Zwecke werden durch eine Punktion bei der Schwangeren entweder randständige Teile des Mutterkuchens oder etwas Fruchtwasser zur weiteren Untersuchung gewonnen. Die neuen genetischen Erkenntnisse, auf die wir Sie bereits eingangs hingewiesen hatten, und die Methoden der Vervielfältigung von Erbsubstanz im Reagenzglas erlauben es den Forschern heutzutage, bereits aus äußerst geringen Mengen von Untersuchungsmaterial mit großer Sicherheit die Diagnose CF zu stellen (= sog. genomische Diagnostik).

Dies ist zu einem so frühen Zeitpunkt möglich, daß noch der Abbruch der Schwangerschaft als möglicher Ausweg zur Verhütung der Geburt eines zweiten CF-Patienten in derselben Familie in Frage kommt.

Auf weitere heute möglich gewordene Untersuchungen werden Sie – falls nötig – durch die Ärzte Ihrer CF-Ambulanz hingewiesen werden.

Auswirkungen auf die Atmungsorgane

Zu den Atemorganen (Abb. 3) gehören sowohl die luftleitenden wie die für den Gasaustausch nötigen Organe. Sie alle wissen, daß wir durch den Mund oder die Nase atmen können. Dann wird die eingeatmete Luft durch den Kehlkopf in die Luftröhre (*Trachea*) und durch die Bronchien mit ihren Aufzweigungen in die fünf Lungenlappen und jedes einzelne Lungenläppchen weitergeleitet (Abb. 4). An den Enden der letzten Aufzweigungen der Bronchien hängen dann wie Trauben die mikroskopisch kleinen Lungenbläschen (*Alveolen*), in denen der Gasaustausch erfolgt (Abb. 5 und 6). In Millionen von Lungenbläschen wird Sauerstoff aufgenommen und Kohlendioxid wieder ins Freie ausgeatmet. Auf dem Blutwege wird der in den Lungen aufgenommene Sauerstoff im gesamten Körper verteilt und jedem einzelnen Organ und jeder einzelnen Zelle zugeführt. Das mit Sauerstoff angereicherte Blut wird aus der Lunge zunächst in das Herz geleitet und dann durch die Hauptschlagader (*Aorta*) in den Körperkreislauf gepumpt.

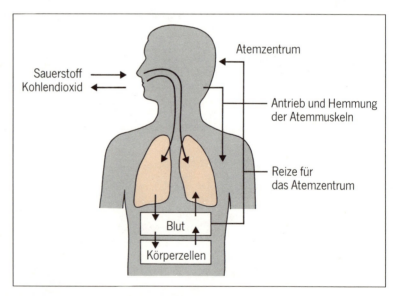

Abb. 3 Schematische Darstellung des Atemvorganges. Sauerstoff wird mit der Atemluft in die Lungen eingesogen, gelangt von dort ins Blut und vom Blut zu den Körperzellen. Diese geben Kohlendioxid an das Blut ab, es gelangt in die Lungen und wird ausgeatmet. Sauerstoff- und Kohlendioxidgehalt im Blut wirken als Atemreiz auf das Atemzentrum, das auf die Atemmuskulatur einwirkt.

Auswirkungen auf die Atmungsorgane

Bei der Geburt sind auch beim CF-Kranken die Lungen völlig gesund. Wie wir Ihnen bereits erklärten, führt das für die Mukoviszidose (*CF*) typische, ungewöhnlich zähe Sekret bei den meisten Patienten jedoch sehr früh, d. h. schon in den ersten Lebensmonaten, zu einer Lungenschädigung. Auch im weiteren Erkrankungsverlauf sind fast immer die Atemorgane ganz besonders betroffen. Schließlich sind es bei etwa 95% aller Patienten die Folgeerscheinungen und späten Komplikationen an der Lunge und den Bronchien, die bei weit fortgeschrittener CF schließlich zum Tode führen.

Das endgültige Schicksal eines CF-Kranken und seine Lebenserwartung hängen also ganz besonders davon ab, ob und wie stark die Atemorgane an der Grundkrankheit beteiligt sind, und auch davon, wie gut es durch die Behandlung gelingt, diese krankhaften Veränderungen aufzuhalten oder zur Rückbildung zu bringen.

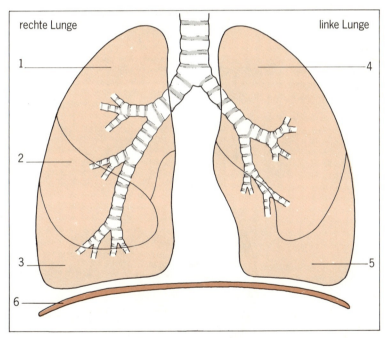

Abb. 4 Anatomie der Luftröhre (Trachea), die sich in den rechten und linken Hauptbronchus aufteilt und weiter in die Bronchien zu jedem einzelnen Lungenlappen. Die rechte Lunge besteht aus je einem Ober-, Mittel- und Unterlappen, die linke Lunge nur aus Ober- und Unterlappen.
1) Oberlappen, 2) Mittellappen, 3) Unterlappen, 4) Oberlappen, 5) Unterlappen, 6) Zwerchfell

Das frühzeitige Erkennen der Mukoviszidose und ein möglichst früher Behandlungsbeginn werden daher angestrebt.

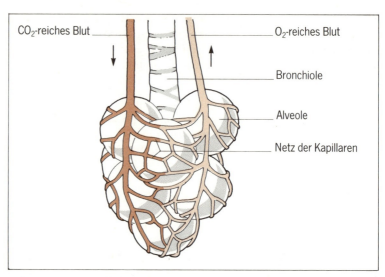

Abb. 5 Bronchiole mit Alveolen (Lungenbläschen)

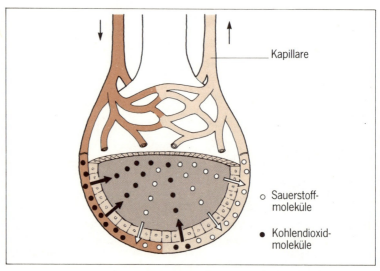

Abb. 6 Gasaustausch in einem Lungenbläschen (Längsschnitt). Die Pfeile zeigen die Diffusionsbewegung der Moleküle an.

Welche Untersuchungsmethoden werden angewandt?

Für die Untersuchung der kindlichen Lungen bedient sich der Arzt routinemäßig vor allem der **direkten Untersuchung**. Zuerst werden die Form des Brustkorbes und seine Veränderungen bei der Atmung beurteilt. Durch Abklopfen (*Perkussion*) können der Luftgehalt der Lungen sowie die Lage und Verschieblichkeit ihrer Grenzen festgestellt werden. Das Abhorchen der Lunge (die *Auskultation*) zeigt, ob die verschiedenen Lungenabschnitte seitengleich beatmet werden. Nebengeräusche können vor allem auf das Vorhandensein von Sekret in den Bronchien hinweisen.

Auch die **Röntgen-Untersuchung** der Lungen hat eine hohe Bedeutung für die Diagnostik. Sie erlaubt eine gute Einschätzung des Schweregrades der CF. Wegen der mit ihr verbundenen Strahlenbelastung wird sie aber nur seltener, bei entsprechender Notwendigkeit durchgeführt. Das breite Spektrum der möglichen Veränderungen, die man finden kann, reicht von leichten streifenförmigen Verdichtungen über zunehmend dichtere Abschattungen einzelner Lungenabschnitte, die Überblähung und vermehrte Luftfülle beider Lungen oder einzelner Regionen, Doppelstreifen als Zeichen von Bronchialerweiterungen (*Bronchiektasen*) bis zur hochgradigen Zerstörung der Lungen oder dem Nachweis von Luft im Rippenfellspalt (Lungenriß = *Pneumothorax*).

Auch mittels **Lungenfunktionstests**, die meist die aktive Mitarbeit des Kranken erfordern und daher erst vom Schulalter an möglich sind, kann eine gute Einschätzung des aktuellen Krankheitszustandes erfolgen. Dazu muß der Patient bei den meisten Apparaten das Mundstück eines Untersuchungsgerätes in den Mund nehmen und auf Kommando so tief wie möglich ein- oder ausatmen, die Luft anhalten oder ruhig weiteratmen. In Kombination mit einer Belastung durch freies Laufen, am feststehenden Fahrrad oder auf einem Laufband kann auch die körperliche Leistungsfähigkeit genau beurteilt werden. Das ist z. B. für die Dosierung von sportlichen und anderen körperlichen Belastungen notwendig (s. Seite 81). Alle diese Untersuchungen sind völlig harmlos und können auch ohne jede Gefährdung des Kranken beliebig oft wiederholt werden. Schließlich werden bei einigen Kranken mit einer gezielten Fragestellung des Arztes auch **Bronchialspiegelungen** (*Bronchoskopien*) oder Röntgen-Kontrast-Untersuchungen (*Bronchographien*) durchgeführt, wozu bei Kindern in aller Regel eine Vollnarkose nötig wird. Deshalb sind Bronchoskopie und Bronchographie keine Routinemethoden.

Bei fortgeschrittener Mukoviszidose kann es durch die Schrumpfung kleiner Blutgefäße in der Lunge zu einem immer größeren Widerstand kommen, gegen den das Herz das Blut durch die Lungen pumpen muß.

Dadurch kann das Herz geschädigt werden. Zum Nachweis einer solchen Herzbeteiligung kommen außer der allbekannten **Aufzeichnung der elektrischen Herzaktionen** (*EKG*) neuerdings auch spezielle **Ultraschalluntersuchungen** (sog. *Echokardiographie*) und bei einigen Kranken die Untersuchung mittels **Herzkatheter** zum Einsatz.

Welche Krankheitserscheinungen treten auf?

Schon in den ersten Lebenstagen oder -wochen kann es durch den sehr zähen Schleim in den Bronchien, der sich nur schwer abhusten läßt, zu immer wiederkehrenden **Hustenattacken** kommen. Es ist zunächst nur ein Reizhusten, der aber durch sein anfallsweises Auftreten an einen Keuchhusten denken läßt (*pertussiformer Husten*). Bei diesen Hustenanfällen wird meist nur wenig Schleim herausgebracht.

Bei einigen Säuglingen mit CF wird auch nur ein leichtes **ständiges Hüsteln** beobachtet, das leicht übersehen oder für unwichtig gehalten werden kann.

Das zähe Bronchialsekret kann aber auch dazu führen, daß die Säuglinge ständige Erscheinungen einer Atemnot, mit Überblähung der Lungen und einer behinderten, verlängerten, geräuschvollen Ausatmung aufweisen, d.h. einer sog. Obstruktion. Man spricht daher auch von einer **obstruktiven Bronchitis**. Diese ist auch bei Kindern, die keine Mukoviszidose aufweisen, im Säuglings- und Kleinkindesalter häufig. Sie wird dann meist durch die Infektion mit bestimmten Viren (*RS-Viren*) hervorgerufen. Bei einigen Kindern aber kann sich ihre CF-Erkrankung längere Zeit hinter den Erscheinungen einer obstruktiven Bronchitis verstecken.

Durch das zähe Sekret in den Bronchien kann es auch zur Verlegung (Verstopfung) von Bronchien kommen. Ein vollständiger Verschluß eines bestimmten Bronchus führt zu einer sog. **Atelektase**. Dieser Begriff bedeutet, daß ein Lungenabschnitt (Lungenflügel, Lungenlappen oder -läppchen), dessen Luftzufuhr völlig aufgehoben ist, luftleer wird, sich verkleinert und nicht mehr an der Atmung teilnehmen kann. Er fällt also für den Gasaustausch vollkommen aus. Solche Atelektasen können einmalige Ereignisse bleiben oder kurz hintereinander mehrfach an derselben Stelle oder auch an verschiedenen Abschnitten der Bronchien auftreten. Je größer der verlegte Lungenabschnitt ist (Lungenläppchen, Lungenlappen oder ein ganzer Lungenflügel), um so größer ist natürlich der Funktionsausfall.

Wenn es gelingt, die Verlegung eines Bronchus rechtzeitig zu erkennen und zu behandeln, d. h. das zähe Sekret aus ihm zu entfernen, kommt es zur Wiederbelüftung der Lunge und zur Normalisierung der Atmung. Bleibt dagegen die Bronchus-Verstopfung über Wochen oder gar Monate bestehen, können schwere **Folgeerscheinungen** auftreten. Es kann zur Entzündung des Lungengewebes (*Pneumonie*) oder zur eitrigen Gewebseinschmelzung (*Abszeß-Bildung*) kommen. Beim Ausheilen dieser Entzündungsprozesse bleiben danach oft schwere narbige Veränderungen mit Schrumpfungs-Tendenz, eine bindegewebige Umwandlung der Lunge (*Fibrose*) oder Bronchial-Erweiterungen (*Bronchiektasen*) zurück.

Wenn das zähe Sekret nicht zum vollständigen Verschluß von Bronchien führt, lagert es sich oft wie eine dicke Schicht oder Tapete von innen an die Bronchien. Dadurch wird einerseits die Strömung der Atemluft behindert und gebremst und andererseits einer **chronischen Entzündung** Vorschub geleistet. Denn das Sekret der Bronchialdrüsen ist auch ein guter Nährboden für Eitererreger. Diese vermehren sich sehr rasch in dem

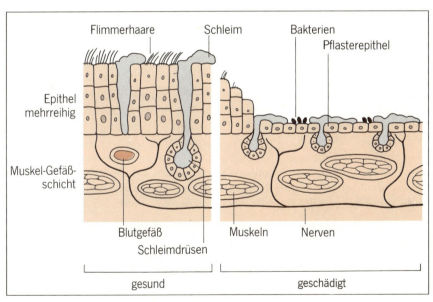

Abb. 7   Schleimhautveränderungen bei chronischer Bronchitis und Mukoviszidose. Links ist normale Schleimhaut mit mehrreihigem Epithel, mit Flimmerhärchen und Schleimdrüsen, darunterliegenden Blutgefäßen, Muskelzellen und Nervenendigungen dargestellt. Bei chronischer Bronchitis (rechts) ist das Epithel abgeflacht, einreihig, ohne Flimmerhärchen, mit Bakterien bedeckt. Nervenendigungen und Muskelzellen liegen sehr nahe an der Oberfläche.

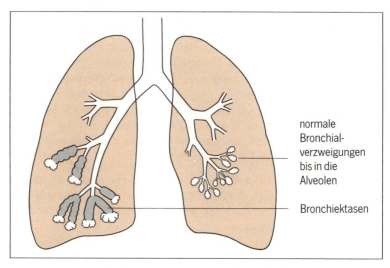

Abb. 8 Bronchiektasen sind Erweiterungen der Bronchien, die bei der Röntgendarstellung (Bronchographie) zylindrisch oder sackförmig erscheinen. Durch Fehlen der normalen Schleimhaut ist der Sekrettransport gestört, und Schleim bleibt in ihnen liegen, bis er schwallartig abgehustet wird.

zähen Schleim, der sie zugleich gegen die Wirkung von körpereigenen Abwehrstoffen und Medikamenten schützt. Durch das massenweise Eindringen der Bakterien in die Wand der Bronchien wird dort eine langdauernde Entzündung (*chronische Bronchitis*) unterhalten (Abb. 7). Diese führt zu einer ständigen Rötung und Verdickung der Schleimhaut und schließlich zu einer Zerstörung auch der tiefen Wandschichten der Bronchien. Auch dadurch entwickeln sich dann Bronchialerweiterungen, aus denen schließlich weite, mit Eiter gefüllte Röhrchen oder Säckchen werden (Abb. 8).

Die Krankheitszeichen bei diesen chronischen Vorgängen können relativ gering sein. Oft ist nur ein ständiger Husten zu hören, der auch mit dem Aushusten von schleimig-eitrigem Sekret, meist gelblich, grau oder grünlich gefärbtem Eiter verbunden ist. Auch die körperliche Leistungsfähigkeit der Kranken ist vermindert und bleibt ständig mehr hinter derjenigen gesunder Gleichaltriger zurück. Die Hautfarbe der Patienten ist blaß, die Lippen bekommen einen leicht bläulichen Ton (*Zyanose*), und infolge des Sauerstoffmangels im Gewebe kommt es zu einer Verdickung der Fingerspitzen (Trommelschlegel-Finger genannt) mit auffälliger Wölbung der Fingernägel (als Uhrglasnägel bezeichnet).

Welche Krankheitserscheinungen treten auf? 31

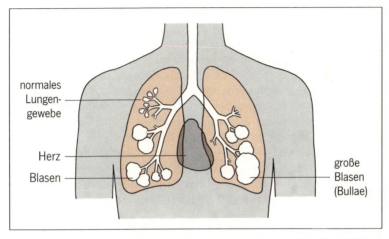

Abb. 9 Lungenemphysem. An Stelle des normalen Lungengewebes entstehen überblähte Lungenbläschen mit verminderter Oberfläche, teilweise bis über faustgroße Blasen (Bullae).

Es entwickelt sich im ganzen Organismus ein zunehmender **Sauerstoffmangel**, den der Körper durch häufigere und vertiefte Atemzüge, d.h. durch eine vermehrte Atemarbeit auszugleichen versucht. Das ist auch mit einem erheblich gesteigerten Energiebedarf verbunden und kann – zusammen mit den Störungen der Verdauung – zur fortschreitenden Abmagerung der CF-Kranken führen. Schließlich weisen die Patienten bereits in Ruhe eine deutliche Atemnot (*Dyspnoe*) als Zeichen der zunehmenden Atemunfähigkeit (*Ateminsuffizienz*) auf.

Man kann durch verschiedene Geräte zur Lungenfunktionstestung und durch die Bestimmung der Blutgase in einem Tropfen Blut diese Störungen genauer nachweisen. Die Lungenfunktionseinschränkung zeigt sich u.a. in einer erheblichen Verminderung des insgesamt ein- und ausatembaren Luftvolumens (der sog. Vitalkapazität), durch eine Behinderung der stoßweisen Ausatmung (Verminderung des prozentualen Anteils der Vitalkapazität, der in einer Sekunde ausgeatmet werden kann) und durch vermehrte Luftfülle der Lungen (*Emphysem,* vgl. auch Abb. 9). Im Kapillarblut – aus dem Ohrläppchen oder der Fingerbeere entnommen – ist der Sauerstoff-Partialdruck (der pO_2) erniedrigt, in schweren Fällen auch der CO_2-Partialdruck erhöht.

Chronifizierung und Komplikationen

Es wurde bereits darauf hingewiesen, daß die Schweregrade einer Mukoviszidose (aus bisher unbekannten Gründen) unterschiedlich sind und ganz verschiedene Ausprägungen des Krankheitsgeschehens vorkommen können. Es kann nicht vorhergesagt werden, ob und wann bestimmte Komplikationen auftreten werden. Sie sind nicht zwangsläufig zu erwarten, werden aber mit zunehmendem Alter immer häufiger. Durch korrekte und regelmäßige Durchführung der vom Arzt verordneten Behandlung können aber die Eltern und – später – der Patient selbst sehr viel zur Verhinderung einer allmählichen Verschlechterung oder von Komplikationen beitragen. Treten neue, bisher nicht beobachtete Krankheitszeichen oder andere Probleme auf, muß sobald wie möglich der Kontakt zum Arzt gesucht werden.

Auf dem Boden der über Jahre fortschwelenden chronischen Entzündung der Bronchien und des Lungengewebes mit einer verminderten örtlichen Abwehrkraft kommt es durch **akute Infektionen** immer wieder zu plötzlichen Verschlechterungen, zu ausgeprägten herdförmigen oder ganze Lungenlappen ergreifenden Entzündungsvorgängen, die oft nur langsam oder überhaupt nicht richtig ausheilen und zu einer allgemeinen Befundverschlechterung führen. Diese akuten Ausbrüche (Exazerbationen) sind meist mit Fieberreaktionen und einer starken Beeinträchtigung des Allgemeinbefindens verbunden. Erreger dieser zwischenzeitlichen Verschlechterung können sowohl Viren wie Bakterien sein. Die dem Grippevirus ähnlichen Erreger entfalten besonders ungünstige Wirkungen, wenn sie zusammen mit Eiterbakterien wirksam werden.

In den bereits beschriebenen chronischen Veränderungen in den Bronchien finden sich besonders häufig zwei bestimmte Bakterientypen, die als besonders charakteristische Eitererreger bekannt sind:

– die Erreger des goldgelben Eiters (*Staphylococcus aureus*) und
– die Erreger des blaugrünen Eiters (*Pseudomonas aeruginosa*, früher auch *Bacterium pyocyaneum* genannt).

Beide Bakterientypen verfügen über die – für den Patienten wie für den Arzt sehr unangenehme – Eigenschaft, daß sie gegen viele antibiotische Medikamente rasch widerstandsfähig (*resistent*) werden. Es findet gerade bei diesen Bakterien ein ausgesprochener Wettlauf statt zwischen der Pharma-Industrie, die immer neue Präparate entwickeln muß, und den Krankheitskeimen.

Nach jahrelangem Bestehen einer **chronischen Bronchial-** und **Lungeninfektion** gelingt es bei der CF kaum noch, die Entzündungserreger durch Medikamente vollständig zu beseitigen. Eine Behandlung hat dann trotzdem einen Sinn. Es ist bereits ein Teilerfolg, wenn es wenigstens gelingt, die Zahl der Bakterien wesentlich zu vermindern.

Die über Jahre oder gar Jahrzehnte andauernden chronischen Entzündungsvorgänge an Bronchien und Lunge führen am Ende zu einer zunehmenden Zerstörung der gesamten Lunge. Neben bindegewebigen Narbenzügen und eitergefüllten erweiterten Bronchien bilden sich schließlich auch noch Lungenbezirke heraus, in denen einzelne Lungenbläschen und Lungenläppchen oder auch Gruppen von ihnen überbläht sind (Lungenemphysem). Auch die gesamte Lunge kann dann an Volumen zunehmen und durch Druck zu einer Verformung des Brustkorbes führen, der dann ein faßförmiges Aussehen bekommt.

Im **Spätstadium** dieser Prozesse können noch zwei weitere Lungen-Komplikationen auftreten:

– der Lungenriß (*Pneumothorax*, auch kurz Pneu genannt) und
– Lungenblutungen

Beim Lungenriß, der besonders nach einer ungewohnten körperlichen Anstrengung oder beim plötzlichen Heben schwerer Lasten (und dem damit verbundenen Pressen) auftreten kann, tritt Luft in den Rippenfellspalt ein und läßt die Lunge dann teilweise zusammenfallen. Der Patient verspürt in diesem Moment einen kurzen stechenden Schmerz im Brustkorb und anschließend eine zunehmende Atemnot.

Auch Lungenblutungen können durch außergewöhnliche körperliche Belastungen oder starken Husten ausgelöst werden. Manchmal treten sie aber (ebenso wie manche Fälle von Lungenriß) ohne jede erkennbare äußere Ursache auf. Die Blutung kann alle denkbaren Ausmaße einnehmen, von einigen Blutstropfen im Auswurf bis hin zum massenweisen Blutsturz.

Behandlung der Lungenerscheinungen

Maßnahmen zur Behandlung der Lungenerscheinungen der Mukoviszidose machen einen ganz wesentlichen Teil der gesamten Behandlung überhaupt aus. Im Laufe der Jahre sind viele Behandlungsmethoden erprobt worden, von denen sich aber nur einige als wirksam erwiesen haben.

Zum heutigen Behandlungsstandard, der zu den wesentlichen Verbesserungen in Lebensqualität und Überlebensdauer geführt hat, gehören

- die Anwendung schleimlösender Mittel (*Mukolytika*), die eingenommen oder in zerstäubter Form eingeatmet werden,
- physikalische Maßnahmen zur Verbesserung des Sekrettransportes und der Sekretentleerung (*Physiotherapie*) und
- die Anwendung von Mitteln, die das Wachstum von Bakterien hemmen oder diese zerstören (*Antibiotika*) und dadurch eine Bekämpfung der Infektion der Atemwege möglich machen.

Diese drei Verfahren werden bei der Behandlung in der Regel miteinander kombiniert, um dem Patienten so gut wie möglich zu helfen. Sie können im Bedarfsfall noch durch viele andere Medikamente und Verfahren ergänzt werden.

Wie wirken schleimlösende Mittel (Mukolytika)?

Eine *schleimlösende Wirkung* wird vielen Stoffen zugeschrieben. Wirklich nachgewiesen ist sie aber nur bei wenigen Medikamenten. Für die Mukoviszidose kommen zur Einnahme vor allem solche Präparate in Frage, die den Wirkstoff *N-Azetyl-Zystein* enthalten. Das ist eine abgewandelte Aminosäure. Sie wirkt auf die Zuckereiweißmoleküle im Schleim. Man stellt sich die Wirkungsweise so vor, daß durch dieses Medikament bestimmte chemische Bindungen (die *Di-Sulfid-Brücken*) gespalten und dadurch der Schleim insgesamt verflüssigt wird.

Wenn man N-Azetyl-Zystein-Präparate einnimmt, gelangt der Wirkstoff bis in den Darm und wird durch die Darmschleimhaut aufgenommen. Einen Teil seiner Wirkung entfaltet er schon im Darm. Das N-Azetyl-Zystein wird über das Blut auch in die Lunge transportiert. Dort wird es dann nur in relativ geringer Konzentration in das Sekret der Bronchialdrüsen ausgeschieden. Eine wesentlich höhere örtliche Konzentration ist dagegen durch Inhalation zu erreichen.

Wozu dient die Inhalationsbehandlung und wie wirkt sie?

Um eine höhere Konzentration der schleimlösenden Stoffe im Bronchialsekret zu erreichen und den Wirkstoff direkt in die Bronchien zu bringen, hat man schon vor Jahrzehnten die Inhalation angewandt, also das Einatmen eines Medikamentennebels (*Aerosols*). Für die Zerstäubung benötigt man ein Inhalationsgerät (Abb. 10).

Die Anwendung des ursprünglich weitverbreiteten Bronchitis-Kessels ist unwirksam und kann zu Verbrennungen führen. Auch die in der Asthma-Behandlung bewährten Spray-Dosen (*Treibgasaerosole*) sind für die Zerstäubung schleimlösender Mittel ungeeignet. Vor 10 bis 15 Jahren war an vielen Einrichtungen die Nebelzeltbehandlung üblich. Sie ist – u. a. wegen der Gefahr einer Keimübertragung von Patient zu Patient – völlig zugunsten der Einzelinhalation mit Aerosolgeräten wieder verlassen worden.

Wir kennen zwei große Gruppen von Aerosolgeräten, die Düsen- und die Ultraschall-Aerosolgeräte. Sie verwenden unterschiedliche technische Verfahren zur Erzeugung des Medikamentennebels. Deshalb bestehen

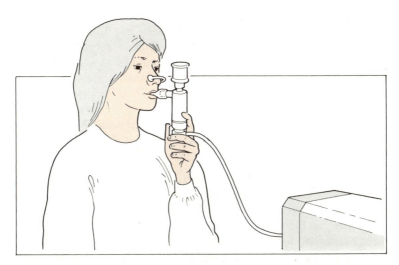

Abb. 10   Anwendung eines Inhalationsgerätes. Besonders wichtig ist die richtige Inhalationstechnik. Die Nase muß verschlossen sein. In entspannter Körperhaltung atmet der Patient langsam tief ein, hält die Luft für einige Sekunden an und atmet vollständig aus.

auch Unterschiede in der Nebeldichte, der Tröpfchengröße und der Geschwindigkeit, mit der eine bestimmte Medikamentenmenge vernebelt wird.

Ihr behandelnder Arzt wird entscheiden, ob bei Ihnen bzw. Ihrem Kinde eine Inhalation nötig ist, und wenn ja, welcher Gerätetyp und welche Medikamente zur Anwendung kommen. Die Krankenkassen übernehmen die Kosten für ein Inhaliergerät, das Ihnen zur dauernden häuslichen Nutzung zur Verfügung gestellt wird. Bei etwa 70 bis 80% aller CF-Kranken werden zu Hause täglich ein bis zweimal Inhalationen durchgeführt. Außer der Inhalation mit einem N-Azetyl-Zystein-Präparat hat sich auch die Verwendung von einfacher Kochsalzlösung zum Inhalieren bewährt. Die Konzentration sollte derjenigen des Blutes, das genau 0,9% Salz enthält, entsprechen (= »physiologische« Kochsalzlösung).

Säuglinge legt man zum Inhalieren mit dem Kopf in eine kleine durchsichtige Kammer oder unter eine Haube aus Plexiglas, in die der Medikamentennebel eingeleitet wird. Ältere Säuglinge und Kleinkinder können auch mittels einer Gesichts-Maske, Schulkinder und Erwachsene über ein kurzes Mundstück inhalieren. Dabei muß jeweils die Nase durch eine Klemme verschlossen werden.

Da die Eindringtiefe des Medikamentennebels und die Menge des in die Bronchien gelangenden Wirkstoffes bei der Atmung über ein Mundstück am besten ist, sollte diese Methode zur Einatmung des Aerosols bevorzugt und den Patienten möglichst früh beigebracht werden. Der Patient soll unter der Inhalation ruhig atmen. Mit langsamen und vertieften Atemzügen gelangt besonders viel Medikamentennebel in die Bronchien, bei oberflächlicher oder hechelnder Atmung viel weniger. Ganz wichtig ist es außerdem, daß nach jeder Einatmung die Luft für etwa 10 Sekunden angehalten wird und daß die Lippen des Patienten das Mundstück ganz eng umschließen, damit es nicht zu einer Nebenatmung durch undichte Stellen neben dem Mundstück kommt.

Zur **Durchführung der Inhalation** soll der ältere Patient an einem Tische sitzen, auf dem das Inhalationsgerät steht. Kleinkinder und Säuglinge werden auf den Schoß der Mutter genommen. Es dauert etwa 20 bis 25 min. bis die Inhalation beendet ist und die vorgesehene Flüssigkeitsmenge vernebelt worden ist. Zusammen mit allen Nebenarbeiten ist also ein erheblicher Aufwand mit den täglichen Inhalationen verbunden. Aber das Schicksal der meisten CF-Kranken hängt davon ab, wie gut und wie regelmäßig die Inhalationsbehandlung vorgenommen wird.

Die **Inhalationsgeräte**, das Mundstück, die Nasenklemme und die Atemschläuche müssen nach der Inhalation abgespült und möglichst gut abgetrocknet werden. Ein übliches Haushaltsreinigungsmittel ist empfehlenswert. Verbleibt Wasser im Gerät oder dem Zubehör, können sich darin Bakterien vermehren, die bei der nächsten Inhalation in die Bronchien gelangen würden. Deshalb ist eine so sorgfältige Säuberung nötig. Mindestens einmal pro Woche muß das Inhalationsgerät auch desinfiziert werden.

Die **Wirkung der Inhalation** zeigt sich schon an ihrem Ende oder kurz danach. Durch die Inhalation wird das Sekret verdünnt und verflüssigt. Der Patient ist in der Lage, eine mehr oder minder große Menge von Sekret abzuhusten, und kann danach auch viel freier atmen. Ältere Patienten verspüren genau, wieviel Sekret sie in den Atemwegen angesammelt haben und wie leicht (oder schwer) sie es abhusten können.

Die Sekretentfernung kann durch physikalische (krankengymnastische) Maßnahmen (Physiotherapie) wesentlich unterstützt werden.

Wie wird die Physiotherapie durchgeführt?

Bei kleinen Kindern können nur eine erfahrene Krankengymnastin oder die von ihnen angeleiteten Eltern die physikalische Behandlung durchführen. Für ältere Patienten gibt es inzwischen auch Methoden zur Selbstbehandlung.

Zur Behandlung müssen die Kranken verschiedene Körperlagen einnehmen und dann wird ihr Brustkorb sanft aber gleichmäßig beklopft. Durch diese **Klopfmassage** (Abb. 11) können sich die Schleimpfröpfe und Sekretmassen lockern und von der inneren Schleimhautfläche der Bronchien lösen. Durch unterschiedliche Lagerung – Seitenlage rechts, links, Halbseitenlage rechts, links, Bauch- und Rücken- sowie Kopftieflage – werden durch die Hilfe der Schwerkraft jeweils in anderen Abschnitten des Bronchialsystems Sekrete abgelöst. Der CF-Patient hat es anschließend leichter, diese Sekrete abzuhusten. Die Anwendung verschiedener Körperlagen zur Förderung der Sekretentleerung wird als **Lagerungsdrainage** bezeichnet.

Ältere Kinder, etwa vom 5. oder 6. Lebensjahr an, können selbst mittels bestimmter Atemmanöver die Lockerung der Sekrete vornehmen. Dieses Verfahren wurde zuerst von belgischen Ärzten entwickelt und hat sich – mit verschiedenen Abwandlungen – allgemein durchgesetzt. Es wird als **autogene Drainage** (Abb. 12) bezeichnet. Die CF-Patienten müssen dieses Verfahren unter Anleitung einer Krankengymnastin erlernen. Wich-

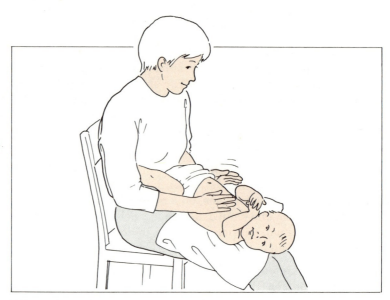

Abb. 11 Hilfsmittel bei der Mukoviszidose ist die Drainagelagerung mit Perkussion.

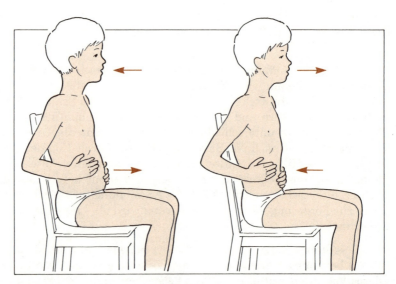

Abb. 12 Die autogene Drainage ist eine der effektivsten bronchialen Reinigungstechniken, die aber vom Patienten viel Konzentration erfordert. Die Atmung soll bewußt gemacht und so gespürt werden, wo der Schleim sitzt.

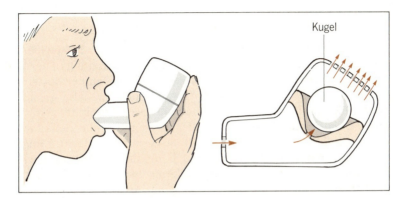

Abb. 13 Aufbau eines Flutters und seine Wirkungsweise.
Im Ruhezustand wirkt die Kugel als Ventil und versperrt den Ausatemkanal, so daß beim Ausatmen ein Überdruck entsteht. Erst wenn der Druck ansteigt, kann die Atemluft entweichen.
Durch leichtes Kippen des Flutters können unterschiedlich hohe Drücke zum Öffnen des Ventils benötigt werden. Solche Druckschwankungen des Gerätes sind in der Lage, den Brustkorb des Patienten in Schwingungen zu versetzen.

tig sind eine besondere Atemform und die Vermeidung von Hustenstößen während der autogenen Drainage. Erst am Ende dieses Verfahrens soll das in die Luftröhre (*Trachea*) hochgebrachte Sekret ganz leicht abgehustet werden. Auch durch das Atmen gegen einen dosierten äußeren Widerstand, der mit einer *PEP-Maske* oder einem *Flutter* erzeugt wird, sind ähnliche Wirkungen zu erreichen (Abb. 13).

Durch die autogene Drainage wird der CF-Patient von seinen Eltern unabhängig. Das stärkt in psychologischer Sicht sein Selbstvertrauen und erlaubt ihm Ferienreisen oder andere eigene Aktivitäten ohne die ständige Anwesenheit einer Hilfsperson. Auch **Sport** und jede andere Form körperlicher Aktivität führen zu einer verstärkten Lockerung der Bronchialsekrete und erleichtern so die Reinigung des Bronchialsystems. Sie sind also auch aus diesem Grunde sehr empfehlenswert.

Für Einzelheiten der Physiotherapie sei auf die von der *Deutschen Gesellschaft zur Bekämpfung der Mukoviszidose* (DGzBM) herausgegebene krankengymnastische Fibel und auf entsprechende Filme verwiesen.

Wozu dienen Antibiotika?

Antibiotika sind Mittel zur Bekämpfung der Bakterien. Die Rolle der von bestimmten Bakterien verursachten Entzündung in der Bronchialwand und dem Lungengewebe bei Mukoviszidose-Kranken hatten wir Ihnen ja schon ausführlich geschildert. Ursprünglich handelte es sich bei den Antibiotika um Naturstoffe, d. h. die Stoffwechselprodukte von Pilzen (z. B. beim *Penicillin* oder *Streptomycin*). Heute ist eine große Vielfalt synthetisch oder halbsynthetisch hergestellter Produkte auf dem Markt. Einige Antibiotika hemmen nur das Wachstum und damit die Vermehrung der Bakterien. Sie bedürfen also immer der Unterstützung durch körpereigene Abwehrmechanismen gegen die bakterielle Infektion. Andere Antibiotika vernichten die Bakterien ganz. Jedes Antibiotikum wirkt nur auf bestimmte Keime. Deshalb sind möglichst vor jeder Anwendung von Antibiotika die jeweils vorhandenen Bakterien durch eine mikrobiologische Untersuchung nachzuweisen, z. B. durch die Untersuchung des Auswurfs oder Bronchialsekretes. Da die Keime außerdem gegen ein ursprünglich wirksames Medikament – vor allem nach längerer Behandlung mit diesem Antibiotikum – widerstandsfähig (*resistent*) werden können, sollte vor jeder erneuten Antibiotika-Behandlung die tatsächliche Medikamenten-Empfindlichkeit der Bakterien nachgewiesen werden.

Wie werden Antibiotika angewandt?

Man kann grundsätzlich bei der Antibiotika-Anwendung eine Reihe verschiedener Behandlungsstrategien verfolgen, die jeweils ihre Vor- und Nachteile besitzen und daher auch von verschiedenen Ärzten bevorzugt werden.

Für eine **vorbeugende** (*prophylaktische*) **Behandlung**, d. h. einen Behandlungsbeginn vor dem Auftreten deutlicher Lungenerscheinungen, würde die logische Überlegung sprechen, daß es leichter ist, eine erst beginnende Entzündung zu bekämpfen als einen Prozeß mit bereits ausgeprägten Veränderungen. Solange die Bronchien noch nicht von Schleimfilmen, einer Sekrettapete oder dicken Schleimklumpen verlegt sind, ist auch zu erwarten, daß die Medikamente besser an ihren vorgesehenen Wirkungsort gelangen können. Meist wird allerdings die Diagnose Mukoviszidose erst zu einem Zeitpunkt gestellt, bei dem es bereits zum Auftreten deutlicher klinischer Erscheinungen beim Patienten, vor allem von Husten und eitrigem Auswurf, gekommen ist. Eine echte vorbeugende Behandlung ist dann gar nicht mehr möglich. Nur dann, wenn man durch Reihen- oder Siebtest-

(*Screening-*) Untersuchungen die CF-Erkrankung sehr früh erfassen würde, hätte man diese Chance. In erster Linie kommen für diese vorbeugende Behandlung mit Antibiotika solche Medikamente in Frage, die auf die häufigsten Eitererreger – die *Staphylokokken* (besonders den *Staphylococcus aureus*) – wirken. Besonders gern werden das *Oxacillin* oder der regelmäßige Wechsel (meist alle 4 Wochen) von *Cotrimoxazol* und einem *Cephalosporin*-Präparat benutzt. Diese Verfahrensweise wird besonders für das erste Lebensjahr empfohlen. Es ist jedoch bisher umstritten und durch exakte Studien noch nicht eindeutig bewiesen, daß ein Screening-Test als Voraussetzung einer prophylaktischen Behandlung wirklich die Behandlungsaussichten verbessert und die Überlebensdauer der Kranken weiter erhöht. Jenseits des ersten Lebensjahres erfolgt deshalb auch in der Regel nur eine **zeitweilige** (intermittierende) **Antibiotika-Anwendung**.

Häufig werden die Kranken erst dann mit Antibiotika behandelt, wenn es zu einer akuten Entzündung bzw. dem akuten Aufflackern (Exazerbation) einer chronischen Entzündung gekommen ist. Wir behandeln dann gewöhnlich nur 10 bis 14 Tage lang – als **symptombezogene** (*symptomatische*) **Kurzzeitbehandlung**. Hierbei sollte sich die Antibiotika-Auswahl unbedingt an der Art der nachgewiesenen Keime und ihrer Medikamentenempfindlichkeit orientieren. Wenn die Kinder keinen Auswurf haben, werden auch tiefe Rachenabstriche genutzt oder das bei einer Bronchialspiegelung (Bronchoskopie) gewonnene Sekret zur Untersuchung gegeben.

Gegen die Staphylokokken (*Staphylococcus aureus*) kommen u.a. Präparate in Frage, die *Erythromycin, Cotrimoxazol, Oxacillin, Dicloxacillin* oder bestimmte *Cephalosporine* enthalten. Für die Behandlung der Infektion mit *Pseudomonas aeruginosa* eignen sich u.a. das *Genta-* und *Tobramycin, Piperacillin, Ceftazidim, Cefsulodin, Azlocillin, Imipenem, Aztreonam, Fosfomycin, Cipro-* und *Ofloxazin*.

Bei Kranken mit besonders ausgeprägten oder sehr hartnäckigen Veränderungen wird auch eine **Langzeitbehandlung** durchgeführt, für deren Dauer es keine bindenden Vorschriften gibt. Man kann drei oder sechs Monate, aber auch jahrelang – meist mit regelmäßigem Wechsel der Medikamente – behandeln. Auch diese Behandlungsform ist umstritten. Sie wird gegenwärtig seltener angewandt als die Intervallbehandlung.

Sowohl bei der Kurz- wie bei der Langzeitbehandlung werden sehr gerne zwei Antibiotika miteinander kombiniert. Bestimmte **Antibiotika-Kombinationen** haben eine deutlich stärkere Wirkung als Einzelpräparate. Außerdem wird bei dieser Kombinationsbehandlung die Gefahr geringer, daß sich eine Resistenz der Bakterien gegen die Antibiotika entwickelt. Sehr bewährt ist z. B. die Kombination von *Genta-* oder *Tobramycin* mit *Ceftazidim*.

Bei der Intervall-Behandlung werden die CF-Kranken – besonders solche mit einer chronischen Pseudomonas-Infektion – in regelmäßigen Abständen, in der Regel alle 3 bis 4 Monate, einer intensiven Antibiotika-Behandlung unterzogen. Häufig erfolgt diese stationär (Dauer mindestens 2 und höchstens 4 Wochen), vor allem dann, wenn die Medikamente in die Venen (*intravenös*) verabreicht werden.

Einige Medikamente, darunter vor allem jene, die gegen die Pseudomonas-Keime wirksam sind, kann man nur intravenös anwenden. Bei den meisten anderen Präparaten gibt es sowohl Tabletten (oder Säfte) für die Anwendung über den Mund (*orale* Anwendung) und Lösungen für die Einspritzung in den Muskel (*intramuskuläre Injektion*) oder die Vene (*intravenöse Injektion*). Solange der Patient nicht erbricht oder über stärkere Magenschmerzen klagt, wird man die orale Gabe bevorzugen. Bei sehr schwer Erkrankten kann aber die Injektionsbehandlung nötig werden, da sie schneller und kräftiger wirkt. Außerdem schont sie den Magen. Wenn die Injektionen mit scharfer Nadel und geübter Hand vorgenommen werden, ist der kurzzeitige Schmerz nur gering spürbar.

Bei Patienten, die nach langer intravenöser Behandlung schon eine Vernarbung und Verhärtung der Gefäßwand aufweisen, gelingt es u. U. nicht mehr, weitere Venenpunktionen vorzunehmen. Durch die **Einpflanzung** (*Implantation*) eines Kunststoffkatheters mit einer Injektionskammer, die dicht unter die Haut zu liegen kommt, kann man diese Schwierigkeit umgehen. Die Einlage eines solchen Portsystems schafft vereinfachte Behandlungsbedingungen. Manchmal kann dann die intravenöse Behandlung sogar zu Hause durch eine Krankenschwester oder die Eltern durchgeführt werden.

Auch **Antibiotika-Inhalationen** sind möglich, z. B. mit *Genta-* oder *Tobramycin*. Man erreicht damit eine hohe Antibiotika-Konzentration im Bronchialsekret und auf der Schleimhaut. Die Inhalationen werden von den Kranken meist gut vertragen und verlängern häufig die Abstände zur nächsten Wiederaufnahme in die Klinik zu einer Injektionsbehandlung.

In die tieferen Schichten der Bronchialwand und in das Lungengewebe gelangt bei dieser Behandlungsform allerdings nur wenig von dem Antibiotikum. Deshalb wird von manchen Ärzten die Inhalation von Antibiotika ganz abgelehnt oder gefordert, daß eine solche Inhalationsbehandlung stets durch die allgemeine, z. B. orale Gabe von Antibiotika ergänzt werden muß.

Welche weiteren Medikamente können bei den Lungenveränderungen der CF gebraucht werden?

Zur Behandlung einer Bronchialverengung (Obstruktion) können die üblicherweise bei Asthmakranken gebrauchten **bronchialerweiternden Medikamente** auch bei CF-Kranken angewandt werden. Es handelt sich z. B. um das *Salbutamol* und das *Theophyllin*. Eine Kombination beider Wirkstoffe ist jedoch bei der Mukoviszidose nicht empfehlenswert. *Salbutamol* wird meist als Spray (*Dosieraerosol*), das *Theophyllin* in Tablettenform verabreicht. Das *Theophyllin* hat außerdem einen gefäßerweiternden Effekt und kommt deshalb auch zur Senkung des Blutdruckes in der Lungenschlagader, d. h. zur Behandlung des Lungenherzens (*Cor pulmonale*) zum Einsatz.

Als besonders wirksames Medikament bei der Behandlung des Lungenherzens hat sich jedoch der Sauerstoff erwiesen. Er wird in Form der **Sauerstoff-Langzeit-Therapie** angewandt. Dazu ist es nötig, daß der Patient täglich für 12 bis 15 Stunden zusätzlichen Sauerstoff einatmet. Dazu eignen sich vor allem die Nachtstunden. Der Sauerstoff wird in der Klinik oder zu Hause entweder aus einem Druckbehälter (sog. Sauerstoff-Flasche) mittels Reduzierventil entnommen oder mit einem Selektor bzw. Konzentrator genannten Gerät aus der Raumluft angereichert. Dieser Sauerstoff ist sehr trocken und muß unbedingt angefeuchtet werden, bevor ihn der Kranke über eine dünne Nasensonde einatmet. Durch diese erst seit wenigen Jahren auch bei Kindern erprobte Behandlung kann der Blutdruck in der Lungenschlagader eindeutig gesenkt und dadurch die Überlebensdauer eindeutig verlängert werden.

Deshalb übernehmen die meisten Krankenkassen auch die Kosten für die Sauerstoff-Flaschen oder -Konzentratoren für die Heimbehandlung. Eine neuartige Behandlungsmethode stellen **Inhalationen** mit Amilorid dar. Dieses Verfahren ist noch in Erprobung. Das Amilorid ist eine Substanz, die auf die Chloridkanälchen in der Wand der Drüsenzellen wirkt. Durch die Inhalation dieses Wirkstoffes wird also gewissermaßen der Basisdefekt korrigiert, der den krankhaften Veränderungen bei der Mukoviszidose zugrunde liegt.

Wann und warum werden Lungen- bzw. Herz-Lungen-Transplantationen durchgeführt?

Eine besonders heroische Behandlungsmaßnahme stellen **Organverpflanzungen** dar. Sie sind ein letzter Ausweg in einer ganz verzweifelten und fast aussichtslosen Situation. Bisher sind solche Eingriffe in Europa nur an wenigen Stellen möglich. Sie setzen immer das Vorhandensein von Spender-Organen voraus, die es nur in sehr begrenzten Mengen gibt, denn sie stammen fast ausschließlich von Unfall-Opfern.

Technisch bereitet es einem erfahrenen Chirurgen keine sehr großen Schwierigkeiten, das schwer zerstörte Organ (die Lunge allein oder Herz und Lungen zusammen) aus dem Körper des CF-Kranken zu entfernen und durch ein Spenderorgan (Spenderorgane) zu ersetzen. Schwieriger ist es, durch besondere Medikamente, z.B. das *Cyclosporin,* und ein *Antilymphozyten*-Serum die Abstoßungsreaktionen des Körpers zu beherrschen.

Es gibt schon einige CF-Kranke, die seit 4 bis 5 Jahren mit einem fremden Herzen und einer fremden Lunge leben. Ohne diesen Eingriff hätten sie voraussichtlich weniger als 6 Monate leben können. Besonders optimistisch stimmt uns die Tatsache, daß die fremde Lunge gesund geblieben ist und nicht erneut darin die CF-Krankheitszeichen aufgetreten sind. Die Gesamtzahl aller CF-Kranken, denen eine neue Lunge übertragen wurde, dürfte weltweit gegenwärtig erst bei etwa hundert liegen.

Es wird sich also auch in Zukunft bei der (Herz-)Lungen-Transplantation um einen Eingriff handeln, der nur für einen kleinen Teil der CF-Kranken in Frage kommt.

Auswirkungen auf die Verdauungsorgane

Verdauungsstörungen kommen bei Patienten mit Mukoviszidose sehr häufig vor. Dank der Entwicklung wirksamer Medikamente können Sie gut behandelt werden. Zum Verständnis der Störung soll zunächst auf die normale Verdauung eingegangen werden.

Wie funktioniert die normale Verdauung?

Der komplizierte Vorgang der Verdauung von Nahrungsmitteln beginnt mit der Zerkleinerung durch die **Zähne**. Achten Sie auf gutes Kauen bei Ihren Kindern, damit die Nahrung richtig zerkleinert und vom Mundspeichel gut durchmischt wird. Stellen wir uns ein übliches Mittagessen vor, das beispielsweise aus Fleisch, einer fetthaltigen Sauce, Kartoffeln und Gemüse besteht. Die Mahlzeit enthält die Grundstoffe Eiweiß (*Protein*), Fett und Stärke. Ohne die Verdauung können diese Grundstoffe nicht vom Blut aufgenommen und für den Organismus nutzbar gemacht werden. Deshalb muß zunächst eine schrittweise Zerlegung in kleinere Bestandteile erfolgen. Im **Speichel** befinden sich *Enzyme*, welche die Nahrungsbestandteile spalten. So wird durch die *Amylase* die Stärke der Kartoffeln und durch die *Lipase* ein Teil des Fettes zerlegt.

Die so aufbereitete Nahrung gelangt durch die **Speiseröhre** in den **Magen**. Dort wird Sie weiter zerkleinert und mit Magensaft vermischt. Magensaft enthält neben Salzsäure eiweißverdauende (*Pepsin*) und in geringem Umfang fettverdauende *Enzyme*. Gleichzeitig wird der Magenbrei weiter verdünnt und langsam in den Dünndarm befördert.

Am **Dünndarm** werden 3 Teile unterschieden, der Zwölffingerdarm (Duodenum, etwa 12 Finger breit), der Leerdarm (*Jejunum*) und der Krummdarm (*Ileum*). Der **Zwölffingerdarm** ist für die Verdauung sehr wichtig, weil in diesem Abschnitt durch den gemeinsamen Gang von Leber und Bauchspeicheldrüse (*Pankreas*) die Mehrheit der Verdauungssäfte in den Darm gelangen. Das wichtigste Enzym ist die *Lipase*, die den größten Teil des Fettes in kleine Bestandteile zerlegt. *Lipase* kann aber nur ausreichend wirken, wenn die Magensäure neutralisiert ist. Das erfolgt durch *Bikarbonat*, das ebenfalls aus der Bauchspeicheldrüse kommt. Wichtig für die Fettverdauung sind außerdem die Gallensäuren, die in der Leber gebildet, in der **Gallenblase** gesammelt und durch den gemeinsamen Gang in den Darm transportiert werden.

Dieser komplizierte und leicht zu störende Vorgang führt dazu, daß pflanzliches wie tierisches Fett in Fettsäuren und *Glycerin* gespalten werden. Sobald die Spaltung erfolgt ist, gelangen die kleinen Bausteine des

Fettes durch die Darmwand ins Blut. Die Verdauung des Eiweißes unserer Mahlzeit, die im Magen begonnen wurde, kann im Darm durch die Enzyme *Trypsin* und *Chymotrypsin* fortgesetzt werden. Aus dem Eiweiß entstehen *Aminosäuren*, die vom Blut aufgenommen werden.

Die Nahrungsstärke von Kartoffeln aus unserer Mahlzeit wird mit anderen Enzymen chemisch »zerhackt« und in Zucker umgewandelt. Der Zucker muß weiter abgebaut werden. Das erfolgt durch Enzyme, die ausnahmsweise von der Darmwand gebildet werden. Der neu entstandene Trauben- und Fruchtzucker kann ebenfalls in das Blut gelangen. Das Verdauungssystem arbeitet so gründlich, daß die Bestandteile von Eiweiß und Stärke wie auch der Zucker fast vollständig ins Blut aufgenommen werden. Dagegen gehen etwa 7% des Nahrungsfettes selbst bei gesunden Menschen mit dem Stuhlgang verloren.

Die Aufnahme erfolgt nur im Bereich des Dünndarms. Gelangen unverdaute Bestandteile der Mahlzeit in den **Dickdarm**, werden sie durch die dort vorhandenen Bakterien verwertet. Die Bakterien liefern dafür Vitamine und sorgen für eine dickbreiige Konsistenz des Stuhls. Im Dickdarm (*Colon*) wird dem Stuhl Wasser entzogen. Die »Kotsäule« wird im **Mastdarm** (*Rectum*) zunächst gespeichert und gewöhnlich einmal am Tag ausgeschieden. Eine häufige Stuhlentleerung wird durch den **Schließmuskel** verhindert. Um normal funktionieren zu können, muß der Schließmuskel gut ausgebildet sein, auch ist Fettgewebe und Muskulatur in der Umgebung des Darmausganges in ausreichender Menge notwendig.

Der Darminhalt wird durch eine wellenförmige Bewegung in Richtung Enddarm transportiert. Eine Klappe zwischen Dünn- und Dickdarm besitzt eine Ventilfunktion. Sie hemmt den Rückstrom in den Dünndarm. Ein Schleimfilm an der Darmwand sorgt dafür, daß der Inhalt gleiten kann, auch wenn durch Wasserentzug der Stuhlgang eingedickt ist. Der ausgeschiedene Kot setzt sich hauptsächlich aus unverdaulichen Ballaststoffen (Zellulose von Obst, Gemüse, Getreide und Hülsenfrüchten) zusammen sowie Bakterien und Gas. Sofern er nicht zu viel Gas oder Fett enthält, geht er im Wasser unter (Schwimmprobe).

Neben der Verdauung von Eiweiß, Fett und Kohlenhydraten und deren Aufnahme nach Spaltung werden auch Mineralien, Spurenelemente und Vitamine aufgenommen. Wasserlösliche Vitamine (Vitamin B, C, H und P) können ohne Probleme, die fettlöslichen (Vitamin A, D, E und K) dagegen nur bei intakter Fettverdauung ins Blut aufgenommen werden.

Energie (Brennwert) von Nährstoffen

	Fett	Eiweiß	Kohlenhydrate
kcal/g	9,3	4,1	4,1
kJ/g	38,9	17,1	17,1

Unser Körper deckt seinen **Energiebedarf** aus seinen Mahlzeiten, die wir zu uns nehmen. Die Energie (Brennwert) wird in Kilojoule (kJ) oder Kilokalorien (kcal) angegeben. Fett ist besonders reich an Energie. Sein Brennwert ist doppelt so hoch wie der von Kohlenhydraten oder Eiweiß. Die meiste Energie verwenden wir für die Muskelarbeit. Aber auch in Ruhe oder im Schlaf benötigt unser Körper Energie. Der Anteil, den jedes Organ dabei verbraucht, ist unterschiedlich. Er ist für das Gehirn und für die Verdauungsorgane mit je ¼ sehr hoch. Die Lunge dagegen benötigt beim Gesunden nur ¹/₁₀. Wachstum und Gewichtszunahme sind nur möglich, wenn über diesen Erhaltungsbedarf und den Verbrauch durch Muskelarbeit hinaus genügend Energie zur Verfügung steht.

Welche Magen-Darm-Störungen treten bei der CF auf?

Störungen am Magen-Darm-Kanal und an den Verdauungsdrüsen kommen bei Patienten mit Mukoviszidose in unterschiedlicher Häufigkeit vor und treten zum Teil erst im Verlauf der Krankheit in Erscheinung.

Was bewirkt die reduzierte Enzymbildung in der Bauchspeicheldrüse?

Die Veränderungen der Bauchspeicheldrüse entstehen durch einen zähen Schleim in den kleinen und großen Ausführungsgängen. Die Zahl der verstopften Gänge ist von Kind zu Kind unterschiedlich und nimmt mit dem Alter zu. Je mehr Gänge verstopft sind, desto weniger Verdauungssäfte gelangen in den Darm. Die Bauchspeicheldrüse stellt allmählich ihre Funktion ein. Ihr Gewebe ändert sich. Es entstehen Hohlräume, – die auch als Zysten bezeichnet werden. Sie werden sich erinnern, daß die *Mukoviszidose* auch *zystische Pankreasfibrose* genannt und deshalb in den englischsprechenden Ländern als *Cystic Fibrosis* (CF) bezeichnet wird.

Organ	Störung	Häufigkeit
Bauchspeicheldrüse (Pankreas)	Reduzierte Enzymbildung	90%
	Zuckerkrankheit	
	(Diabetes mellitus)	
	Kindesalter	1–2%
	jenseits des	13%
	25. Lebensjahres	
Leber und Gallenblase	Inselförmige Lebergewebs-	15%
	schäden = Leberfibrose	
	Leberzirrhose	2%
	Pfortaderhochdruck	1%
	Mikrogallenblase	54%
	Gallensteine	16%
	Darm	
	Mekoniumileus	10%
	Sterkoralileus	5%
	(= Mekoniumileusäquivalent)	
	Mastdarmvorfall	
	(= Rektumprolaps)	22%

Der **Verlust der Enzyme** wirkt sich auf unsere Mahlzeit aus Fleisch, Kartoffeln und Sauce unterschiedlich aus. Die Stärke der Kartoffeln kann von der *Amylase* des Speichels zum Teil verdaut werden, da die Speicheldrüsen nicht gestört sind. Die Enzymmenge ist aber zu gering und die Spaltung daher unvollständig. Solche Spaltprodukte gelangen in den Dickdarm und werden durch die Bakterien weiter verarbeitet. Dabei entstehen Milchsäure und Gas.

Ähnlich verhält es sich mit der Fleischverdauung aus unserer Mahlzeit. Das Eiweiß kann zum Teil durch das Magenpepsin verdaut werden. Größere Mengen werden unverdaut ausgeschieden, weil die *Pankreasenzyme* fehlen. Am größten ist der Verlust beim Fett. Die Menge an *Lipase* im Speichel und im Magen ist zu gering. Das Fett gelangt unverdaut in den Dickdarm, mithin können auch die fettlöslichen Vitamine nicht resorbiert werden.

Der **Verlust von Fett** führt zu einem dramatischen Verlust von Energie. Sie werden sich erinnern, 1 g Fett besitzt mehr als das Doppelte an Kalorien gegenüber Kohlenhydraten oder Eiweiß.

Die gestörte Funktion der Bauchspeicheldrüse führt zu sehr auffälligen Veränderungen der Patienten. Die Kinder gedeihen nicht, obwohl sie oft sehr viel essen. Die Gewichtszunahme ist besonders in der Säuglingszeit mangelhaft. Der Bauch ist durch Blähungen stark aufgetrieben und fällt im Gegensatz zu den abgemagerten Armen und Beinen besonders ins Auge. Quälende Bauchschmerzen, hervorgerufen durch die gestörte Verdauung und durch Blähungen, sind ebenso typisch wie auch fettglänzende Stühle, die häufig auch Öltropfen erkennen lassen. Die Stühle erscheinen gemessen an der Nahrungsmenge viel zu reichlich, sind dünnbreiig, übelriechend und schmierig. Es wird Ihnen aufgefallen sein, daß auch bei Ihrem Kind in jeder Windel Stuhl war oder Ihr Kind ungewöhnlich häufig auf die Toilette mußte.

— *Wie kommt es zur Zuckerkrankheit?*

Zunächst fällt nur der Anteil der Bauchspeicheldrüse aus, der Verdauungsenzyme produziert, welche direkt in den Dünndarm gelangen. Die Bauchspeicheldrüse besitzt darüber hinaus kleine Zellinseln, welche das Insulin erzeugen, das direkt ins Blut abgegeben wird. Diese Inseln werden erst im Verlaufe von Jahren geschädigt. Sind sie mitbetroffen, so mangelt es an Insulin, und ein *Diabetes mellitus* (Zuckerkrankheit) tritt auf. Der Blutzucker kann nicht verarbeitet werden. Er ist erhöht. Bei Kindern bis zum 10. Lebensjahr ist der Diabetes selten. Zwischen dem 10. und 20. Lebensjahr kommt er mit einer Häufigkeit von 10% vor. In jeder weiteren Lebensdekade steigt der Anteil dieser zusätzlichen Störung um weitere 10%. Der Diabetes bei Mukoviszidose verläuft gewöhnlich relativ leicht.

Als **typische Erscheinungen** treten gesteigerter Durst, häufiges Wasserlassen und Müdigkeit sowie zusätzliche Gewichtsabnahme auf.

Wegen des erhöhten Diabetesrisikos bei zunehmendem Alter sollten ab dem 10. Lebensjahr entsprechende Blutwerte wie Blutzucker, HbA1 und Fruktosamin sowie Urinzucker kontrolliert werden. Die Kontrollen sollten zweimal im Jahr erfolgen. Ein Test, der sonst bei Verdacht auf eine Zuckerkrankheit durchgeführt wird, der Glukose-Toleranztest, ist bei Mukoviszidose-Patienten nicht geeignet. Er kann bei der Hälfte der Patienten krankhafte Werte ergeben. Wenn allein dieser Test pathologisch ausfällt, also andere Hinweise auf einen Diabetes fehlen, kann nicht von einer Zuckerkrankheit gesprochen werden. Eine Behandlung ist daher in diesem Falle auch noch nicht nötig.

Welche Veränderungen an Leber und Gallenblase treten auf?

Eine Fetteinlagerung in das Lebergewebe kommt bei Mukoviszidose-Patienten häufig vor. Sie ist wahrscheinlich die Folge der gestörten Verdauung. Solche Veränderungen sind mit Hilfe einer Ultraschalluntersuchung zu erkennen. Bei der Untersuchung des Bauches findet man eine vergrößerte Leber. Diese Fetteinlagerung macht keine Beschwerden. Sie kann wieder verschwinden, wenn die Verdauung der Nahrung durch die Gabe von *Pankreasenzymen* verbessert wird. Leberveränderungen sind auch mit Hilfe einer Ultraschalluntersuchung zu erkennen. Die Leber als größte »chemische Fabrik« unseres Körpers verarbeitet die ins Blut aufgenommenen Bestandteile aus der Nahrung und eliminiert Stoffe, die für unseren Organismus schädlich sein können. Sie ist reich an Enzymen, von denen die Transaminasen am meisten bekannt sind. Die für die Fettverdauung nötige Galle wird in der Leber gebildet und durch Gänge in den Darm ausgeschieden. Ähnlich wie in Lunge und Bauchspeicheldrüse können auch die Ausführungsgänge der Leber durch einen zähen Schleim teilweise verstopft werden. Im Säuglingsalter kann eine Gelbfärbung der Haut, eine Gelbsucht, auftreten. Das kommt im späteren Alter nicht vor. Allerdings führen die verstopften Lebergänge zu Narben im Lebergewebe, zu einer **Leberfibrose**. Erst bei älteren Kindern und Jugendlichen können die Narben zunehmen und zu einer **Schrumpfleber**, einer Leberzirrhose, führen, die schwere Störungen zur Folge haben kann.

Vier verschiedene Störungen sind zu nennen:
1. Das funktionstüchtige Lebergewebe ist fast ausschließlich durch Narbengewebe ersetzt. Wenn weniger als 10% normales Gewebe übrig bleibt, kann die Leber ihre Funktion als chemische Fabrik nicht mehr erfüllen. Es kommt zum Leberversagen. Das ist in den meisten Fällen tödlich.
2. Das Narbengewebe schnürt die Blutgefäße in der Leber ein und verursacht einen Blutstau, der auch die Adern an Speiseröhre und Magen einbezieht. Die Blutgefäße werden zu Krampfadern erweitert. Diese können platzen. Es kommt zur Blutung mit Bluterbrechen und pechschwarzen Stuhlentleerungen. Solch eine Blutung kann lebensbedrohlich sein und erfordert eine sofortige Behandlung in der Klinik.
3. Die Drosselung der Leberdurchblutung führt zu einer Vergrößerung der Milz. Dadurch werden die Blutplättchen (*Thrombozyten*) an Zahl vermindert. Diese Verminderung kann zur allgemeinen Blutungsneigung führen.

4. Der erhöhte Druck in den Blutgefäßen der Leber verursacht einen Austritt von Blutflüssigkeit in den Bauch. Diese Flüssigkeit in der freien Bauchhöhle wird Aszites genannt. Dieser Aszites kann den Bauch verwölben und die normale Ausdehnung der Lunge bei der Atmung behindern.

Veränderungen an der Gallenblase treten häufig auf. Bei über der Hälfte der Patienten ist die Gallenblase zu klein. Beschwerden entstehen dadurch nicht. Bauchschmerzen können dagegen durch Gallensteine verursacht werden, die bei unseren CF-Patienten mit 16% ungewöhnlich häufig auftreten. Die Gallensteine müssen aber nicht in jedem Falle Bauchschmerzen bereiten. Oft sind sie ein Zufallsbefund bei der Ultraschalluntersuchung.

Veränderungen an der Leber und Gallenblase können verschiedene **Beschwerden und Erscheinungen** auslösen, die nochmals zusammengefaßt werden sollen.

- Leberverfettung. Vergrößerung der Leber, Veränderung im Ultraschallbefund
- Leberfibrose. keine Beschwerden, eventuell Erhöhung der *Transaminasen*, Veränderung im Ultraschallbefund
- Leberzirrhose. Gelbsucht, Erhöhung der Transaminasen, Bluterbrechen, Pechstühle, Blutverlust, Milzvergrößerung, Erniedrigung der Blutplättchen, Erniedrigung der Blutgerinnungsfaktoren mit Blutungsneigung.
Vorgewölbter Bauch, Aszites.
- Gallenblase. Mikrogallenblase, keine Beschwerden, Ultraschallbefund, Gallenblasensteine, Schmerzen im rechten Oberbauch und unterm rechten Schulterblatt.

Wie werden Magen und Darm betroffen?

Am Übergang von der Speiseröhre zum Magen sorgt eine Art Ventil dafür, daß der Mageninhalt nicht zurückfließen kann. Bei der CF ist ein solcher Rückfluß möglich. Der saure Mageninhalt führt dann zur Entzündung der Speiseröhre. Bei den Betroffenen macht sich diese Entzündung durch Schmerzen hinter dem Brustbein bemerkbar.

Wie sind Dünn- und Dickdarm beteiligt? Zehn Prozent aller Neugeborenen werden mit einem **Darmverschluß** geboren, der durch einen Pfropfen von eingedicktem schleimigen und sehr klebrigen Kindspech (*Me-*

conium) hervorgerufen wird. Der Stopp sitzt im unteren Dünndarm vor der Klappe zum Dickdarm. Die Ausscheidung von Kindspech, die bei fast allen Neugeborenen normalerweise in den ersten 24 Lebensstunden vollständig erfolgt, findet dadurch nicht statt. Der Bauch des Neugeborenen ist auffallend groß, und die Kinder erbrechen. Ein solcher Darmverschluß heißt *Meconiumileus*. Er wird durch Ultraschalluntersuchungen bestätigt. Mitunter muß eine Röntgenuntersuchung erfolgen, nachdem ein Kontrastmittel in den Darm gegeben wurde. Im späteren Alter kommt ein Darmverschluß auf ähnliche Weise zustande. Natürlich besteht der Verschluß dann nicht aus Meconium, sondern aus eingedicktem Darmschleim und Darminhalt. Die Verschlußstelle ist wiederum der Übergang zwischen Dünn- und Dickdarm. Dieser Verschluß heißt *Sterkoralileus* oder *Meconium – Ileus – Äquivalent*. Er kommt in jedem Alter vor und tritt öfters nach fetthaltigen Mahlzeiten auf, wenn nicht gleichzeitig ausreichend Pankreasenzyme eingenommen werden.

Denken Sie daran, wenn Sie oder Ihr Kind viel Schokolade, Nüsse oder frittierte Speisen essen, müssen genügend Verdauungsenzyme eingenommen werden.

Die hauptsächlichen Krankheitszeichen sind krampfartige Bauchschmerzen, Erbrechen und Stuhlverstopfung. Ähnlich wie beim *Mekoniumileus* wird der Arzt durch Ultraschalluntersuchung und Röntgenaufnahmen die Diagnose stellen.

Auffallend häufig kommt ein **Darmvorfall** (*Rectumprolaps*) vor. Er ist immer ein Zeichen für die schlechte Nahrungsausnutzung. Diese führt einerseits zu häufigen Stuhlentleerungen eines schmierigen, kleberigen Kotes, der schlecht im Darm gleitet, und anderseits zu einer geringen Entwicklung von Muskulatur rund um den Schließmuskel des Afters. Die Kinder empfinden einen ständigen Stuhldrang und pressen daher kräftig. Die geringe Muskulatur am Beckenboden rund um den After kann dem Druck nicht standhalten. So wird der Mastdarm zum Teil durch den After herausgedrückt und erscheint als roter Ball zwischen den Gesäßhälften. Der Vorfall kann von selbst zurückschlüpfen. Wenn Sie es schon einmal erlebt haben, werden Sie gewiß erschrocken sein. Ein solcher Vorfall ist aber nicht so tragisch. Mit einem nassen Lappen kann man den ausgetretenen Darm wieder zurückstülpen. Wichtig ist die Korrektur der Verdauung, die später besprochen wird.

Wie entstehen Bauchschmerzen?

Schmerzen an unterschiedlichen Stellen des Bauches kommen sehr häufig vor. Zum größten Teil stehen sie in irgendeinem Zusammenhang mit der gestörten Verdauung. Aber auch andere Ursachen sind möglich. Im Einzelfall ist es oft schwierig, die richtige Ursache herauszufinden. Oft bedarf es eines kriminalistischen Spürsinnes, den Anlaß für die Schmerzen aufzudecken und den Grund für die Beschwerden abzustellen. In diesem Kapitel sollen Sie daher nochmals im Zusammenhang erfahren, welche Ursachen zu Bauchschmerzen führen können.

An erster Stelle sind Ursachen zu nennen, die durch die **Fehlverdauung** entstehen, d.h. durch den Mangel an *Enzymen* der Bauchspeicheldrüse:

- fetthaltiger Kot und Schleim kleben an der Darmwand und führen zu einer schmerzhaften, gesteigerten Darmbewegung (*Peristaltik*).
- Bakterien bilden aus der unverdauten Nahrung Säuren, die den Darm reizen und zu einer schmerzhaften Darmbewegung führen.
- Bakterien bilden aus der unverdauten Nahrung Gase, die zu Blähungen führen.

Bei diesen Ursachen sind die Bauchschmerzen diffus, oft krampfartig. Die Patienten fühlen sich wie aufgebläht, müssen aufstoßen und haben häufig Abgang von Winden.

Wenn ein **Darmverschluß** entstanden ist, treten sehr starke Schmerzen auf, die im ganzen Bauch empfunden werden. Bei Druck auf den rechten Unterbauch sind sie besonders heftig. Es erfolgt keine Stuhlentleerung, und Erbrechen tritt auf.

Schmerzen im Oberbauch können verschiedene Ursachen haben:
- Rückfluß von Mageninhalt in die Speiseröhre führt zu Schmerzen hinter dem Brustbein und Oberbauch, säuerliches Aufstoßen.
- Magenschleimhautreizung kann durch Medikamente, z.B. Schleimlöser wie *Acetylcystein* oder Antibiotika, verursacht werden.
- Gallensteine machen sich durch Schmerzen im rechten Oberbauch, die unter das rechte Schulterblatt ausstrahlen, bemerkbar.
- Pankreasentzündung führt zu Schmerzen im linken Oberbauch, die unter das linke Schulterblatt ausstrahlen.
- Hustenanfälle verursachen Schmerzen durch Erschütterungen des Zwerchfelles und Verkrampfung der Muskulatur.

Schmerzen bei einem Mißverhältnis zwischen Nahrungsmenge und der Anzahl der Tabletten mit Verdauungsenzymen:
- Schmerzen, wenn die Tabletten vergessen werden.
- Schmerzen, wenn zu wenig Tabletten eingenommen werden.
- Schmerzen, wenn zu viele Tabletten genommen werden.

Diese Schmerzen treten diffus auf.

Schmerzen, die nichts mit der Mukoviszidose zu tun haben.

Deren Ursachen können bei jedem Menschen zu Bauchschmerzen führen. Sie können das Aufspüren von Gründen komplett verwirren. Da man oft nicht daran denkt, können sie das Aufspüren von Ursachen für Bauchschmerzen von CF-Patienten sehr erschweren.

- Bauchschmerzen nach Genuß blähender Speisen (Kohlsorten, Hülsenfrüchte, Obstsorten, z. B. Birnen)
- Bauchschmerzen bei einer Magen-Darmgrippe (oft mit Erbrechen, Durchfall und Fieber)
- Blinddarmentzündung (Appendicitis)
- Bauchschmerzen durch psychischen Streß

Bei der Vielzahl der Ursachen ist es oft schwierig, sofort den richtigen Grund herauszufinden. Sie müssen sich oder Ihr krankes Kind gut beobachten und können Ihrem Arzt wertvolle Hinweise geben.

Nicht zu Bauchschmerzen führt verschlucktes Sputum. Das wird häufig von Müttern vermutet. Eitriges Sputum hat auch sonst keine Auswirkungen, wenn es in den Magen gelangt. Der Grund dafür ist einfach. Das Sputum wird durch die konzentrierte Magensäure sofort zerstört. Das passiert auch mit den Bakterien im Sputum.

Wie werden die Magen-Darm-Störungen behandelt?

Bei der Behandlung dieser Störungen ist zwischen einer kontinuierlichen, lebenslänglichen Therapie (Funktionsausfall der Bauchspeicheldrüse, Leberschäden) und einem akuten Eingreifen (Darmverschluß, Blutung aus erweiterten Adern der Speiseröhre) zu unterscheiden.

Wie kann man die verminderte Enzymbildung der Bauchspeicheldrüse ergänzen?

Wie wir gehört haben, verwerten CF-Patienten die Nahrung schlechter, d. h. sie nehmen aus der gleichen Menge weniger Nährstoffe auf.

Der erhöhte Energiebedarf muß deshalb durch zwei Maßnahmen gedeckt werden:

– die Verbesserung der Verdauung
– die Zufuhr einer kalorienreichen Nahrung

Wie verbessern wir die Verdauung?

Die Verdauung wird durch **Pankreasenzyme** verbessert. Diese *Pankreasenzyme* werden aus Bauchspeicheldrüsen von Schweinen gewonnen. Ein solcher Auszug aus der tierischen Bauchspeicheldrüse heißt *Pankreatin*. Durch neuartige Verfahren wird ein gereinigtes *Pankreatin* mit viel *Pankreasenzym* hergestellt. Es steht als Pulver oder Granulat, als Kapsel oder Dragee und in Form von Pellets oder Mikrotabletten zur Verfügung.

Sie werden sich gefragt haben, worin der Unterschied zwischen diesen Präparaten besteht: Früher wurde *Pankreatinpulver* verabreicht. Es besitzt einen unangenehmen Geruch. Deshalb wurde es mit einem Überzug versehen und als Granulat, Dragee oder **Kapsel** geliefert. Große Mengen mußten zu jeder Mahlzeit verabreicht werden, weil die *Lipase* des *Pankreatin* durch die Magensäure zerstört wurde. Wegen der Säureempfindlichkeit der Lipase wurden Dragees mit einem säurefesten Überzug hergestellt. Die Hoffnung auf Verbesserung der Verdauung wurde jedoch enttäuscht: In diesen Dragees war die *Lipase* vor der Magensäure zwar geschützt, aber die Auflösung und Durchmischung mit dem Dünndarmbrei erfolgte zu spät. Die Verdauung der Nahrung wurde nicht im Dünndarm abgeschlossen. Nahrungsbestandteile gingen verloren, weil sie nur im Dünndarmbereich ins Blut aufgenommen werden können. Einen wesentlichen Fortschritt brachte die Herstellung von **Pellets** mit einem säurefesten Überzug. Diese Pellets können sich bereits im Magen mit dem Speisebrei gut mischen. Nachdem die Magensäure im Dünndarm neutralisiert wurde, kann sich der schützende Überzug lösen und seine Verdauungsenzyme freigeben. Die Verdauung kann sofort beginnen und bereits im Dünndarm abgeschlossen werden. Einen zusätzlichen Gewinn brachten **Mikrotabletten**, z. B. Panzytrat. Sie haben einen dünnen und gleichmäßigen Überzug. Bei ihnen wird die Lipase vollständig und bereits nach 15 Minuten bis zur Hälfte freigesetzt.

Diese mikroverkapselten, säuregeschützten Präparate, wie z. B. das Panzytrat, haben sich bei der Mukoviszidose weltweit bewährt. Die Gelatinekapsel, in der sich die kleinen Verdauungsinseln befinden, dient nur der Dosierung und Einnahme. Nach der Auflösung im Magen werden die kleinen Tabletten zwar mit dem Speisebrei intensiv durchmischt, aber nicht aufgelöst. Die Freisetzung der Enzyme erfolgt erst dort, wo sich auch bei ungestörter Bauchspeicheldrüse die Enzyme mit dem Darminhalt mischen, im Zwölffingerdarm (Abb. 14). Das erklärt ihre gute Wirkung und den Fortschritt bei der Behandlung der Verdauungsstörungen, denn mithin können die größten Energiespender, die tierischen und pflanzlichen Fette, ohne Begrenzung gegessen werden.

Wie müssen nun die Kapseln eingenommen werden? Die Frage ist einfach zu beantworten, wenn Sie sich nochmals mit dem Inhalt des vorangehenden Abschnitts vertraut machen. Bei kleinen Mahlzeiten oder solchen mit wenig Fett müssen wenig, bei großen und fetthaltigen Mahlzeiten müssen mehr Kapseln genommen werden. Es ist unbedingt darauf zu achten, diese Medikamente zusammen mit den Mahlzeiten zu geben. Sie können nicht wirken, wenn sie Stunden vor oder nach dem Essen eingenommen werden.

Bei Säuglingen und Kleinkindern können die Kapseln geöffnet werden. Die Mikrotabletten werden am besten mit einem Löffel Obstmus oder Joghurt verabreicht, da durch die Säure der Überzug erhalten bleibt. Mit etwas Geschick kann man sich auch so behelfen: Die kleinen Tabletten werden mit etwas Flüssigkeit an Sauger, Schnuller oder Finger der Mutter geklebt. Das Kind saugt daran und schluckt die Tabletten.

Wieviel Pankreasenzyme müssen eingenommen werden? Die tägliche Menge muß von Ihrem Arzt festgelegt werden. Sie wird davon abhängen, wieviel Enzym noch von der eigenen Bauchspeicheldrüse produziert wird. Das kann sehr unterschiedlich sein. Sie werden sich erinnern, daß etwa einer von zehn Patienten überhaupt keine Enzymkapseln einnehmen muß. Andere nehmen 10–15 Kapseln am Tag ein. Um die Kapseln der verschiede-

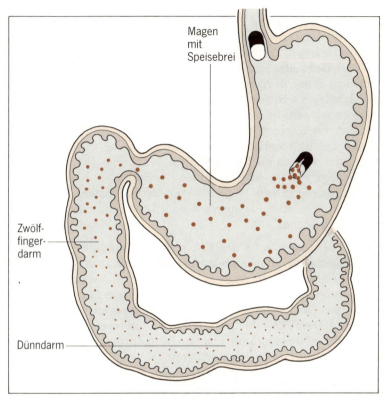

Abb. 14   Die Enzymkapseln lösen sich im Magen auf und setzen die Mikrotabletten frei. Die Mikrotabletten vermengen sich mit dem Mageninhalt. Der säureresistente Überzug verhütet ihre Auflösung. Diese erfolgt erst im Zwölffinger- und Dünndarm. Dort kann die Verdauung der Nahrung durch die Enzyme erfolgen.

nen Hersteller vergleichen zu können, wird der Gehalt an den einzelnen Verdauungsenzymen auf der Packung angegeben. Entscheidend ist der Gehalt an der fettverdauenden *Lipase*, die in Einheiten angegeben wird. Die gebräuchlichsten Medikamente, die als Mikrotabletten oder Pellets in einer Kapsel oder einem Beutel vorliegen, enthalten 10 000 oder 20 000 Einheiten Lipase. Ein Erwachsener ohne Bauchspeicheldrüse benötigt 150 000 bis 300 000 Einheiten Lipase/Tag. Das entspricht 8–15 Kapseln à 20 000 Einheiten. Bei vielen Patienten kann davon ausgegangen werden, daß etwas *Lipase* von der Bauchspeicheldrüse gebildet wird. Daher ist der Bedarf an Kapseln sehr unterschiedlich und muß individuell festgesetzt werden.

Die Dosierung kann durch die Berechnung des Fettgehaltes der Nahrung oder durch die Bestimmung des ausgeschiedenen Fettes im Stuhl ermittelt werden. Einfacher und meist völlig ausreichend ist es jedoch, sich nach der Gewichtszunahme, nach dem Hunger und nach Blähungen sowie nach dem Stuhl zu richten. Man beginnt mit 1–2 Kapseln pro Mahlzeit je nachdem, ob die Speisen viel Fett enthalten. Eine Steigerung muß vorgenommen werden, wenn das Körpergewicht nicht ansteigt oder Blähungen und Bauchschmerzen weiter bestehen. Bei genügend viel *Lipase* geht die Anzahl der Stuhlentleerungen auf 1–2 pro Tag zurück. Wichtig für die Dosierung ist auch die Beschaffenheit des Stuhls. Der strenge Geruch soll sich ändern, das typische Aussehen des Stuhls – schmierig, dünn, massig mit sichtbaren öligen Tropfen – soll verschwinden. Hilfreich kann die Schwimmprobe sein. Bei ausreichender Dosierung sinkt der Stuhl im Wasser auf den Grund.

Mitunter bleibt der Erfolg aus. Obwohl die Patienten sehr viel Pankreasenzyme einnehmen, ändert sich nichts an der Stuhlbeschaffenheit und am Körpergewicht. In diesem Fall sollte ein Versuch mit Magensäureblockern unternommen werden (*Cimetidin, Ranitidin*). Es kann durchaus vorkommen, daß die Magensäure im Dünndarm nicht vollständig neutralisiert wird. Die Mikrotabletten lösen sich dann verzögert und zu spät auf, die Spaltung der Nahrung kann nicht im Dünndarm erfolgen, die Aufnahme der Nahrungsbausteine ins Blut bleibt aus.

Bei manchen Patienten bleibt trotz ausreichender Enzymmengen ein Völlegefühl, das zur Appetitlosigkeit führt. Die Ursache kann darin bestehen, daß Magen und Darm den Speisebrei nicht schnell genug weiter befördert. Ein Versuch mit *Cisaprid* oder *Metoclopramid* kann helfen.

Die Neigung zu Blähungen kann trotz ausreichender Enzymmengen bestehen bleiben. Es müßte geprüft werden, ob blähende Speisen die Ursache sind. Solche Speisen sollten gemieden werden. Läßt sich die Ursache nicht klären, kann eventuell die Einnahme von Entschäumern (*Silikonen*) helfen.

Warum ist eine kalorienreiche Ernährung nötig?

Sie werden sich erinnern, daß unsere Patienten mehr Energie benötigen, um den Verlust durch erhöhte Atemarbeit und unvollständige Ausnutzung der Mahlzeiten auszugleichen. Daher sollen Sie etwa 20–50% mehr als gesunde Kinder oder Jugendliche essen. Der oft gute Appetit kommt dem Verzehr zusätzlicher Kalorien entgegen. Doch trifft das bei weitem nicht für alle Patienten zu. Ermittelt man aus den täglich eingenommenen Speisen die Kalorien, so erreichen nur ⅔ der Patienten einen Wert, der dem Alter entspricht. Nur wenige kommen auf die notwendige Menge von 20–50% zusätzlichen Kalorien. Trotz dieser Tatsachen haben Sie als Eltern den Eindruck, Ihr Kind würde gut essen. Eltern und Patienten fehlt oft der Einblick über die **Zusammensetzung** einer solchen hochkalorischen Kost. Oft geben die Eltern auch den »Eßgewohnheiten« ihrer Kinder nach und geben den Versuch einer kalorienreichen Ernährung schnell auf, wenn die Kinder die eigens zubereiteten »Leckereien« verweigern.

Es trifft zu, daß die Kinder besonders am Anfang, nachdem die Diagnose gestellt wurde, viel essen. Dieser gute Appetit läßt gewöhnlich nach, wenn die Patienten unter der Behandlung mit Pancreas-Enzymen an Gewicht aufgeholt haben. Unpäßlichkeiten durch starken Husten, Erbrechen oder Bauchschmerzen führen sogar zur Angst vor dem Essen. Auch der übermäßige Genuß von Getränken, der zwar zur Verflüssigung des Bronchialschleimes erwünscht ist, kann den Appetit besonders dann mindern, wenn vor den Mahlzeiten getrunken wird. Daher sollte grundsätzlich erst gegessen und dann getrunken werden. Das oberste Gebot bei der Ernährung sollte darin bestehen, unbedingt den **guten Appetit** zu erhalten. Entsprechen Wachstum und Gewichtszunahme dem Alter – beides wird Ihnen der behandelnde Arzt mitteilen –, so kann die Ernährung beibehalten werden. Trotzdem sollten Sie darauf achten, daß die Nahrung ausreichend Fett enthält.

Sollte die Gewichtszunahme mangelhaft sein, so wird folgendes Vorgehen empfohlen:

> Sie sollten an mindestens 3 Tagen genau aufschreiben, was Ihr Kind ißt und trinkt. Aus einem solchen Nahrungsprotokoll können eine Diätassistentin oder Sie selbst annähernd ermitteln, wieviel Fett, Eiweiß und Kohlenhydrate Ihr Kind zu sich nimmt und wieviel Kalorien die Nahrung enthält.
> Ergibt ein solcher Überschlag doch die geforderten Kalorien und deren Aufteilung auf etwa ⅖ Fett, ⅖ Kohlenhydrate (Zucker und Stärke) und ⅕ Eiweiß, so muß eine Korrektur bei den Verdauungsenzymen vorgenommen werden (siehe voriges Kapitel). Sollte sich ein Defizit herausstellen, so können sie sich mit der Diätassistentin über eine Umstellung der Ernährung beraten.

Der Energiebedarf hängt beim Gesunden wie auch bei unseren Patienten vom Alter ab. Den besten Überblick erhält man, wenn die Kalorien auf das Körpergewicht pro Kilogramm bezogen werden.

Altersabhängige Energiezufuhr bei Gesunden und Mukoviszidose-Patienten (20% und 50% mehr Kalorien) in Kilo-Kalorien (kcal) und Kilo-Joule (kJ)

Alter in Lebensjahren	Kalorien pro Kilogramm Körpergewicht					
	Gesunde		Mukoviszidose-Patienten			
			plus 20%		plus 50%	
	kcal	kJ	kcal	kJ	kcal	kJ
1	100	420	120	502	150	630
2–3	90	378	108	454	135	564
4–6	80	336	96	403	120	504
7–9	70	294	84	353	105	441
10–12	60	252	72	302	90	378
13–15	50	210	60	252	75	315
16–18	40	168	48	202	60	252
Erwachsene	30	126	36	151	45	189

Mit dieser Tabelle läßt sich an Hand des Gewichtes eines Patienten der täglich notwendige Kalorienbedarf annähernd berechnen. Bei besonders untergewichtigen Patienten soll die letzte Spalte herangezogen werden.

Hat man den Kalorienbedarf ermittelt, so kann der Anteil der Nahrung an Fett, Eiweiß und Kohlenhydraten errechnet werden.

Der ermittelte Bedarf an Fleisch, Butter, Süßigkeiten und Gemüse wird wahrscheinlich zu hoch ausfallen. Unser Patient wird durch die übliche Ernährung kaum in der Lage sein, jeden Tag so große Mengen zu essen. Es gehört viel Geschick dazu, den Kindern eine solch hochkalorische Kost zu verabreichen. Zwei Möglichkeiten bieten sich dennoch an. Die erste besteht darin, die Kalorien auf *mehr Mahlzeiten* aufzuteilen. Neben den 3 Hauptmahlzeiten sollten die Kinder 3–4 Zwischenmahlzeiten erhalten. Bei der Aufteilung sollte berücksichtigt werden, morgens und mittags die größten Portionen zu essen, da zu dieser Zeit die meisten Kalorien benötigt werden.

Oft sprechen die Eßgewohnheiten dagegen. In dem Falle sollte eine Korrektur angestrebt, aber nicht erzwungen werden. Viel wichtiger ist es, die benötigte Nahrung überhaupt zu sich zu nehmen.

Mit einem Beispiel soll die Berechnung verdeutlicht werden.
Nehmen wir an, ein Schulanfänger mit Mukoviszidose hat ein Gewicht von 17 kg, das sind etwa 3 kg Untergewicht. Die Ernährung sollte deshalb mit 50% mehr Kalorien erfolgen.

17 kg × 105 kcal = 1785 kcal
Die Nahrung sollte sich aus ⅖ Fett, ⅕ Eiweiß und ⅖ Kohlenhydraten zusammensetzen:

⅖ Fett (40%)	=	714 kcal
⅕ Eiweiß (20%)	=	357 kcal
⅖ Kohlenhydrate (40%)	=	714 kcal
Gesamtkalorien		1785 kcal

Ein Gramm Fett entspricht 9,3 kcal, 1 g Eiweiß und Kohlenhydrate nur 4,1 kcal. Daraus können Sie nun den Anteil in Gramm errechnen:

Fett	714 kcal : 9,3 =	76,8 g
Eiweiß	357 kcal : 4,1 =	87,1 g
Kohlenhydrate	714 kcal : 4,1 =	174,1 g

Der Schulanfänger aus unserem Beispiel müßte also eine Nahrung zu sich nehmen, die 76,8 g Fett, 87,1 g Eiweiß und 174,1 g Kohlenhydrate enthält. Mit Hilfe einer Nahrungsmitteltabelle kann nun eine Kost zusammengestellt werden, die diesen hohen Bedarf decken wird.

Verteilung von 1800 kcal über einen Tag

Mahlzeiten	Prozent der Kalorien	Kalorien (kcal)
Frühstück	20	360
Zwischenmahlzeit	10	180
Zwischenmahlzeit	5	90
Mittagessen	30	540
Vesper	8	140
Abendbrot	20	360
Spätmahlzeit	7	120

Die zweite Möglichkeit, mehr Nahrung aufzunehmen, besteht in der **Anreicherung an zusätzlichen Kalorien.**

Zucker

Wo immer möglich, sollte reichlich gesüßt werden. Traubenzucker eignet sich besser als Kochzucker, weil er weniger süßt und daher in größerer Menge genommen werden kann. Noch weniger Süßkraft besitzt *Maltodextrin*, das in Suppen, Süßspeisen, Gemüsegerichten, Breien und Milchgetränken untergerührt wird.

Fett

Wenn immer möglich, sollte Milchfett in Form von Sahne zugesetzt werden. Schokolade und schwach entölter Kakao sind gehaltvolle Fett-Träger. Das trifft auch für alle Sorten von Nüssen zu. Quark sollte bevorzugt mit einem Fettgehalt von 40% gekauft werden. Auch hier ist eine weitere Anreicherung mit Sahne und Maltodextrin zu versuchen. Salate sollten mit Mayonnaise, Dressings oder Pflanzenöl angereichert werden. Gewöhnen Sie Ihr Kind an gebratenes Fleisch, an Wurst und Speck sowie Pommes frites und Bratkartoffeln. Suppen und Milchspeisen sind gehaltvoller, wenn ein Eigelb zugesetzt wird. Es enthält nicht nur Eiweiß, sondern auch Fett. Als Speiseöl ist Distel- und Maiskeimöl zu bevorzugen.

Eiweiß

Der Zusatz von Trockenmilchpulver erhöht den Eiweißgehalt. Trockenmilch kann bei Milchgetränken günstiger durch Speiseeis und Sahne ersetzt werden.

Zusatznahrung

Von der Industrie werden trinkfertige Nahrungen angeboten, die Eiweiß, Fett und Kohlenhydrate sowie Vitamine und Mineralstoffe in einer ausgewogenen Form enthalten (zum Beispiel *Fresubin*). Andere bestehen aus besonders gut verdaulichen Nährstoffen (zum Beispiel *Survimed*) und können über eine Magensonde gefüttert werden. Einige sind mit Kalorien angereichert (*Biosorb 1500, Ensure plus, Fresubin 750 MCT, Nutrotrip Energie*). Andere enthalten viel Fett und wenig Kohlenhydrate und sollen besonders bei Patienten mit schlechter Lungenfunktion geeignet sein (Pulmocare). Die Kosten werden von den Krankenkassen übernommen, wenn der Gebrauch vom Arzt befürwortet wird. Als Zusatznahrung sind diese Diäten zu empfehlen, da sie zu einer Gewichtszunahme führen. Sie können aber auch ihr Ziel verfehlen, wenn sie sich negativ auf den Appetit auswirken. Das trifft leider bei vielen Kindern zu.

Ebenso wie andere Getränke sollten diese Energiequellen zwischendurch oder nach den Mahlzeiten getrunken werden.

Säuglingsspezialitäten
Einen Fortschritt in der Behandlung von Gedeihstörungen von Säuglingen stellen Diätnahrungen dar (*Alfaré, Pregomin*). Sie bestehen aus besonders gut verdaulichen Bestandteilen und sind daher auch bei Mukoviszidose-Patienten geeignet.

Wenn auch die Verdauung dieser Präparate von Magen und Darm leichter erfolgt, dürfen die *Pankreasenzyme* nicht wegfallen. Das müssen Sie unbedingt bedenken. Unsere Patienten mit Mukoviszidose müssen wegen der hohen Kalorienmenge und wegen des Verzehrs einer gehaltvollen Nahrung ein ungewöhnliches Eßverhalten entwickeln. Das setzt auch eine Disziplin voraus, die ihnen vorsichtig anerzogen werden muß. Die folgenden Regeln sollen sie beherzigen:

- Machen Sie das Essen so attraktiv, daß Ihr Kind ermutigt wird.
- Zwingen Sie es nicht, denn es wird rebellieren.
  Kritteln Sie nicht herum.
- Geraten Sie nicht aus der Fassung, wenn es nicht aufißt, sondern versuchen Sie es nach 1 Stunde wieder.
- Loben Sie Ihr Kind, wenn es gut ißt.

Abschließend sei auf den Stellenwert von Vollwertkost bei CF eingegangen. Diese Diätform, welche besonders reich an Ballaststoffen und arm an Fett und Kalorien ist, muß bei CF-Patienten gemieden werden.

Wozu brauchen wir Vitamine?

Vitamine sind für den Menschen lebensnotwendig. Sie sind in einer ausgewogenen Nahrung ausreichend vorhanden. Dennoch kam es früher bei der Mukoviszidose zu Mangelerscheinungen. Das betraf besonders die fettlöslichen Vitamine (A, D, E, K). Fettlösliche Vitamine können nur bei normaler Fettverdauung in ausreichender Menge ins Blut aufgenommen werden. Mangelzustände sind bei der Mukoviszidose infolge Behandlung durch *Pankreasenzym* selten geworden.

Die wasserlöslichen Vitamine (B, C) werden auch bei Mukoviszidose-Patienten ausreichend resorbiert.

Um dennoch einem Mangel vorzubeugen, werden Vitamine täglich als Tropfen, Kapseln oder Tabletten verabreicht. Die Dosierung muß der

Arzt festlegen. Sie sollte die doppelte Menge des normalen Bedarfs betragen. Eine Überdosierung ist zu vermeiden, da besonders Vitamin D ernsthafte Schäden verursachen kann (Nierenschäden, Nierensteine).

— *Wann wird eine Sondenernährung notwendig?*

Mitunter läßt sich der schlechte Ernährungszustand durch die geschilderten Maßnahmen nicht beeinflussen. Besonders geschwächte Patienten sind außerstande, die großen Mengen selbständig zu essen. Bei ihnen kann eine zusätzliche Ernährung erfolgen.

Nasensonde
Eine Kunststoffsonde wird durch die Nase in den Magen oder den Dünndarm geschoben. Flüssige Nahrung, die alle notwendigen Bestandteile enthält und von der Industrie angeboten wird (z. B. *Survimed*), kann mit Hilfe einer Nahrungspumpe langsam in den Magen-Darm-Kanal verabreicht werden.

Magen-Darm-Sonde
(Percutane endoskopische Gastrostomie – PEG). Mit Hilfe einer kleinen Operation in Narkose wird ein Schlauch durch die Bauchdecke geführt und fest verankert, so daß er aus dem Magen oder Dünndarm nicht wieder herausrutschen kann. Mit einer Pumpe wird in den Nachtstunden die Sondennahrung wie bei der Nasensonde zugeführt. Die zweite Methode besitzt den Vorteil, daß sie den Patienten weniger belästigt. Eine Nasensonde kann einen Reiz in Nase und Rachen verursachen und zu einer lästigen Schleimabsonderung führen. Manche Patienten empfinden auch den aufsteigenden Geruch der Nahrung als unangenehm. Oft wird die Sonde auch aus kosmetischen Gründen abgelehnt. Bei beiden Verfahren darf auf die Gabe zusätzlicher *Pankreasenzyme* nicht verzichtet werden. Der kleine Patient muß sie am Anfang oder der Erwachsene zwischendurch schlucken. Ein Zusatz der Enzyme zur Sondennahrung ist nicht möglich.

— *Wie wird die Zuckerkrankheit behandelt?*

Zunächst muß man sich einen Überblick verschaffen, wie sich die Blutzuckerwerte im Tagesablauf verhalten. Wichtig sind die Werte vor den Mahlzeiten. Außerdem muß der Zucker im Urin untersucht werden. Hierbei ist zu beachten, daß Sie den Urin über 24 Stunden sammeln müssen.

Die Frage, ab wann behandelt werden muß, entscheidet Ihr Arzt. Hier können nur eigene Erfahrungen aufgezeigt werden. Im Einzelfall muß das Vorgehen immer vom behandelnden Arzt festgelegt werden. Bei mäßig erhöhten Blutzuckerwerten und geringer Zuckerausscheidung im Urin kann bereits eine Korrektur der Nahrung ausreichen. Koch- und Traubenzucker müssen gemieden werden. Statt dessen muß die Nahrung mit Fruchtzucker gesüßt werden. Erlaubt sind Süßigkeiten, Fruchtgetränke und Gebäck, die extra für Diabetiker hergestellt werden und von denen eine große Auswahl angeboten wird. Unter den industriell gefertigten Zusatznahrungen ist »*Nutricomp Diabetes*« geeignet.

Bleiben Blut- und Urinzucker trotz der Korrektur erhöht, so sollte geprüft werden, ob die körperliche Bewegung noch zu steigern ist. Sportliche Betätigung senkt den Blutzucker. Bleibt sie wirkungslos, müssen die täglich verzehrten Kohlenhydrate begrenzt werden.

Als nächster Schritt bei ausbleibender Wirkung von Diät und körperlicher Aktivität kann ein Versuch mit Tabletten unternommen werden. Solche Tabletten (*Glibenclamid*) werden sonst beim jugendlichen Diabetiker nicht eingesetzt, weil sie nicht wirken. Bei der Kombination Mukoviszidose und Diabetes können sie aber durchaus den Blutzucker senken. Führen die einzelnen Schritte nicht zum Erfolg, so muß der Diabetes ebenso behandelt werden, wie bei anderen Jugendlichen: Injektion des zuckersenkenden Hormons Insulin, ausgewogener Anteil an Kohlenhydraten, die als Broteinheit (BE) oder Kohlenhydrat-Einheiten (KHE) berechnet werden, und viel körperliche Bewegung.

Das Auftreten eines Diabetes bedeutet gewiß eine zusätzliche Belastung für unsere Patienten. Nach einigen Erfahrungen bei der Technik der Insulininjektion und der Berechnung der Kohlenhydrate werden Sie sehen, daß viele Befürchtungen umsonst waren. Zum Glück läßt sich der Diabetes bei Mukoviszidose meist gut behandeln und führt kaum einmal zu den sonst gefürchteten Entgleisungen mit hohen Werten oder extremen Schwankungen des Blutzuckers.

Wie werden die Veränderungen von Leber und Gallenblase behandelt?

Eine **Leberverfettung** bedarf lediglich der Korrektur der Verdauung durch *Pankreasenzyme*.

Veränderungen im Sinne einer *Fibrose* oder *Zirrhose* stand man bisher machtlos gegenüber. Beide entwickeln sich über Jahre und verursachen zunächst keine Beschwerden. Es gibt keine sichere Behandlung, um dieses Fortschreiten aufzuhalten. Seit wenigen Jahren wird ein Behandlungsversuch mit bestimmten Gallensäuren vorgenommen. Erste günstige Ergebnisse liegen mit *Ursodesoxycholsäure (Ursochol)* in einer Dosierung von 10–15 mg/kg Körpergewicht und Tag vor. Die Behandlung ist aber zu neu, um über ihre Wirksamkeit bereits entscheiden zu können.

Gestaute Lebergefäße, die in der Schleimhaut von Speiseröhre und Mageneingang platzen und zu starken Blutungen führen können, müssen verödet werden. Solche *Sklerosierungen* werden über ein bewegliches Rohr vorgenommen, das über Mund und Speiseröhre bis zum Magen vorgeschoben wird. In die erweiterten Gefäße wird eine Flüssigkeit gespritzt, welche die Blutgefäße verödet. Dieser Vorgang muß öfter wiederholt werden.

Bei einer **vergrößerten Milz** als Folge einer Leberschrumpfung können vermehrt Blutzellen zerstört werden. Bei einer stärkeren Abnahme der roten Blutkörperchen (Erythrozyten) kann eine Blutübertragung nötig werden.

Auch eine **Vermehrung des Bauchwassers** (*Aszites*) kann einer Behandlung bedürfen. Mit harntreibenden Medikamenten (*Furosemid, Spironolacton*) wird diese Flüssigkeit aus der Bauchhöhle über das Blut mit dem Urin ausgeschieden. Eine **Mikrogallenblase** macht keine Beschwerden. Gallensteine können zu Koliken führen und sollten behandelt werden. Eine Auflösung mit Medikamenten ist möglich, wenn die Steine keinen Kalk enthalten. Hierzu werden zwei verschiedene Gallensäuren gleichzeitig verabreicht (*Chendesoxycholsäure* und *Ursodesoxycholsäure*). Bleibt ein Versuch erfolglos, so können sie mit Hilfe einer Maschine (*Stoßwellenlithotripter*) zertrümmert werden. Es kann aber auch nötig werden, Steine und Gallenblase mit einer Operation zu entfernen.

Wie erfolgt die Behandlung der Magen- und Darmstörungen?

Speiseröhre

Ein Rückfluß kann wegen starker Schmerzen sehr lästig sein und muß behandelt werden. Die Flüssigkeit aus dem Magen kann nur im Liegen zurücklaufen. In Rückenlage ist dieser Rückfluß stärker als in Bauchlage. Wollen die Patienten auf dem Rücken liegen, so ist der Kopf durch eine Unterlage von bis zu 30 cm erhöht zu lagern. Eine weitere einfache Maßnahme besteht im Andicken der Nahrung, z.B. mit Reis- oder Maismehl. Mit Medikamenten kann versucht werden, den Schließmuskel der Speiseröhre zu beeinflussen (*Metoclopramid*). Auch die Reduzierung der Magensäure kann hilfreich sein (*Cimetidineh, Ranitidin*). Nur selten wird eine Operation nötig.

Meconiumileus

Da dieser Darmverschluß durch eingedickten Darminhalt verursacht wird, kann eine Entfernung des Kotes durch einen Einlauf versucht werden. Hierzu hat sich ein Kontrastmittel (*Gastrografin*) bewährt. Dieses Mittel zieht Flüssigkeit aus dem Blut in den Darm, welche das zähe Kindspech löst. Sollte eine Lösung nicht eintreten, so muß eine Operation erfolgen. Mitunter läßt sich das zähe Kindspech von der Darmwand nicht ablösen. In dem Falle muß bei der Operation ein Stück des Darmes entfernt werden.

Kinder, die erfolgreich an einem *Meconiumileus* operiert wurden, haben keine zusätzlichen Nachteile. Die Mukoviszidose verläuft im weiteren Leben nicht anders als ohne Darmverschluß.

Meconiumileus-Äquivalent

Auch hier kann der durch Stuhlmengen entstandene Darmverschluß durch Spülungen beseitigt werden. Hier hat sich das Trinkenlassen einer Salzlösung bewährt. Auch das Kontrastmittel *Gastrografin*, das getrunken werden muß und als Einlauf verabreicht wird, kann helfen.

Patienten mit einem solchen Darmverschluß neigen zu Rückfällen. Sie müssen daher besonders vorsichtig sein und sollten für regelmäßigen Stuhlgang sorgen. Wichtig ist die regelmäßige und ausreichende Einnahme von Pankreasenzymen zusammen mit den Mahlzeiten. Sollte der Stuhl fest oder schmierig sein, so ist darauf zu achten, mit der Nahrung mehr Ballaststoffe (Obst und Gemüse) einzunehmen. Milde Abführmittel aus *Paraffin* können den Stuhl weicher machen.

Rectumprolaps

Dieser Austritt des Enddarmes aus dem After kann immer durch Korrektur der Menge an Pankreasenzymen behoben werden. Wenn die Steigerung der Dosis nicht ausreicht, kann vorübergehend auch der Fettanteil der Mahlzeiten vermindert werden. Der Stuhl muß auch hier weich gehalten werden, indem genügend Obst und Gemüse sowie Joghurt und Quark gegeben werden. Der Ernährungszustand der Kinder ist unbedingt zu verbessern. Ein Kniff kann bei der Stuhlentleerung hilfreich sein. Die Kinder sollen nicht zu sehr pressen. Da es sich größtenteils um Kleinkinder handelt, die noch ein Töpfchen benutzen, soll der Topf so hoch gestellt werden, daß die Kinder mit den Füßen nicht fest auftreten können. Wenn die Beine in der Luft hängen, können sie nicht so sehr pressen.

Welche Veränderungen treten an anderen Organen auf?

Veränderungen wurden an fast allen Organen bei CF gefunden. Hier soll auf die Störungen an den **Schweißdrüsen** und an den **Geschlechtsorganen** eingegangen werden.

Wie wird die Schweißproduktion verändert?

Wie Sie schon aus dem Kapitel über die Erkennung der CF wissen, ist der Schweiß bei unseren Patienten besonders salzhaltig. Deshalb ist der Schweißtest die sicherste Methode zum Nachweis einer CF. Wie kommt ein so salzhaltiger Schweiß zustande? Zwischen Patienten und Gesunden war bei der Betrachtung der Schweißdrüsen überhaupt kein Unterschied festzustellen, er wurde in der Funktion der winzig kleinen Schweißdrüsen gefunden. Dabei stellten sich die Schweißdrüsen, die wir benötigen, um erhöhte Temperaturen unseres Körpers zu senken, als wahre Wunder der Natur heraus. Die Schweißdrüse sondert zunächst eine klare Flüssigkeit ab, die annähernd so viel Kochsalz (*Natriumchlorid*) enthält wie das Blut. Gelangt nun dieser Schweiß durch den Ausführungsgang an die Oberfläche der Haut, so wird ihm unterwegs von den Zellen dieses Ganges der größte Teil des Salzes wieder entzogen. Unser Körper besitzt mit diesem Vorgang einen Schutz vor großen Salzverlusten. Der Salzgehalt im Blut kann durch die Funktion der Schweißdrüsen konstant gehalten werden, auch wenn wir über längere Zeit stark schwitzen. Ein völlig anderes Ergebnis brachten die Untersuchungen bei Mukoviszidosepatienten. Im Schweiß der Drüsen war erstaunlicherweise derselbe Salzgehalt zu finden wie bei Gesunden. Der Unterschied bestand darin, daß sich der Schweiß bei CF nicht mehr verändert, wenn er die Drüsen verläßt. Die Zellen im Ausführungsgang sind nicht in der Lage, das Kochsalz des zunächst sehr salzigen Schweißes wieder ins Blut zurückzubefördern. Der Schweiß behält seinen hohen Salzgehalt, weil der Rückstrom von Chlorid blockiert ist.

Der Kochsalzverlust durch den Schweiß kann von den Patienten gut ausgeglichen werden, sofern sie nicht übermäßig schwitzen. Bei warmer Witterung kann der Verlust Probleme mit sich bringen. Mitunter sind an der Stirn und an den Augenbrauen Salzkristalle sichtbar. Säuglinge können durch den Salzverlust appetitlos und schläfrig werden. Sie können austrocknen und Fieber bekommen. Vorbeugend sollten sie deshalb in den Sommermonaten bei warmem Wetter eine Messerspitze Salz in die Milchflasche bekommen. Ältere Kinder spüren den Verlust und verlangen von selbst nach Salzgebäck. Man sollte den Kindern erlauben, zum Essen einen eigenen Salzstreuer zu benutzen. Bei ihnen ist es nicht nötig, vorbeugend etwa regelmäßig Salz in Form von Tabletten zu geben.

===   Besteht ein Zusammenhang zwischen den Störungen an den Schweißdrüsen und den Veränderungen an Lunge und Bauchspeicheldrüse?

Lange Zeit war es unerklärlich, wieso die Schweißdrüsen zuviel Salz abgeben und Drüsen in der Lunge und Bauchspeicheldrüse einen zähklebrigen Schleim absondern, der offenbar nichts mit den Störungen an den Schweißdrüsen zu tun hat. Heute wissen wir, daß auch an den Zellen der Bronchien und der Bauchspeicheldrüse die *Chloridkanäle* blockiert sind. *Chlorid* kann nur im geringen Umfang in den Bronchialschleim gelangen. Im Gegensatz zur Schweißdrüse liegt eine weitere, sehr wichtige Störung vor: *Natrium*, das sich bereits in den Bronchien befindet, wird durch die Zellwand wieder ins Blut aufgenommen.

Diese Störungen erklären zunächst nicht die Veränderungen, die zur Bildung des zähklebrigen Schleims in den Bronchien und den Gängen der Bauchspeicheldrüse führen. Zum Verständnis muß man wissen, daß für diesen Transport viel Flüssigkeit benötigt wird. Da *Chlorid* nur in geringem Umfang in die Bronchien gelangt, kann auch nur wenig Flüssigkeit diesen Weg passieren. Das Bronchialsekret kann deshalb mit weniger Flüssigkeit verdünnt werden und ist daher zäher. Diese Zähklebrigkeit wird durch den Rückstrom des *Natriums* noch verstärkt, da *Natrium* mit viel Flüssigkeit die Bronchien verläßt. Es verbleibt ein Sekret, das nur schwer und unvollständig abtransportiert wird. In der Bauchspeicheldrüse und Leber verstopft es die Ausführungsgänge, in den Bronchien kann es nur unvollständig abtransportiert werden, verbleibt teilweise dort und bildet einen vorzüglichen Nährboden für Bakterien.

Wir müssen daher annehmen, daß bei unseren Patienten mit Mukoviszidose der Transport von *Chlorid* und *Natrium* gestört ist. Die Bildung von zähklebrigem Schleim in vielen Organen ist nur eine Folge der Transportstörung.

Wie wirkt sich die CF auf die männlichen Geschlechtsorgane aus?

Sexualität und Fortpflanzung sind Themenbereiche, die sehr häufig bei Jugendlichen und jungen Erwachsenen Fragen und Probleme aufwerfen. Patienten mit Mukoviszidose bilden keine Ausnahme. Schon im Kindesalter werden Fragen gestellt, auf die Sie eingehen müssen. Auf solche Fragen sollten Sie vorbereitet sein.

Die Hoden bilden von der Pubertät an verstärkt das männliche Sexualhormon und die Samenfäden (Spermien). Die Spermien gelangen durch einen Gang des Nebenhodens in die Harnröhre zum Penis, durch den sie ausgestoßen werden. Bei **Männern** mit Mukoviszidose werden ebenso wie bei Gesunden Sexualhormone und Spermien produziert. Daher ist die sexuelle Entwicklung, die von den Hormonen gesteuert wird, zwar normal, die Pubertät als sichtbares Zeichen kann aber durch die Störungen an der Lunge und der Verdauung um 1–2 Jahre verzögert einsetzen. Das betrifft auch die sekundären Geschlechtsmerkmale, wie die Scham- und die Achselbehaarung und den Bartwuchs. Auch der Stimmbruch kann später beginnen.

Der Nebenhoden ist dagegen bei über 90% verändert, indem der Ausführungsgang für die Spermien zunächst durch zähen Schleim und später durch Narbengewebe völlig verschlossen ist. Mit Ausnahme von 2% sind Männer daher unfruchtbar. Es gibt aber durchaus Patienten, die Kinder gezeugt haben. Mit einem einfachen Test kann nach der Pubertät untersucht werden, ob eine Zeugungsfähigkeit vorliegt. Unabhängig davon sind sexuelles Verlangen und die Fähigkeit zum Geschlechtsverkehr völlig normal. Daher können Patienten mit Mukoviszidose ein befriedigendes Sexualleben führen.

Wie wirkt sich die CF auf die weiblichen Geschlechtsorgane aus?

Ab der Pubertät werden auch bei **Frauen** die Sexualhormone und die Eizellen in den Eierstöcken gebildet. In jedem Menstruationszyklus gelangt ein befruchtungsfähiges Ei durch den Eileiter in den Uterus. Dieses Ei kann von Spermien befruchtet werden, die von der Scheide in die Gebärmutter wandern. Allerdings ist die Möglichkeit einer Befruchtung des Eies bei Frauen mit Mukoviszidose geringer, da der Schleim am Gebärmuttereingang so zäh ist, daß die Spermien nicht in jedem Falle in die Gebärmutter vordringen können. Grundsätzlich ist eine Schwangerschaft aber möglich. Mehrere hundert Frauen mit Mukoviszidose haben ein Kind geboren. Die

Produktion des weiblichen Sexualhormons verläuft ganz normal. Aber hier kann durch die Störungen an der Lunge und der Verdauung eine Verzögerung der Pubertät um 1–2 Jahre eintreten. Scham- und Achselbehaarung sowie das Wachstum der Brustdrüsen setzen später ein. Die erste Regelblutung kommt gewöhnlich ebenfalls 1–2 Jahre später. Die Regelmäßigkeit der Menstruation ist vom Zustand der Lunge und der Verdauung abhängig. Unregelmäßigkeiten oder das Aussetzen eines Menstruationszyklus kommen vor. Es gibt aber keinen Grund, warum Frauen mit Mukoviszidose kein erfülltes Sexualleben führen könnten.

Wie kann die Schwangerschaftsverhütung bei CF erfolgen?

Wie Sie erfahren haben, kann eine Frau mit Mukoviszidose durchaus ein Kind bekommen. Eine Schwangerschaft stellt aber in jedem Falle eine zusätzliche körperliche Belastung dar. Die Frage der Verhütung kann daher besonders aktuell sein. Über die Wahl der geeigneten Methode sollten Sie sich mit Ihrem Arzt und mit einem Gynäkologen beraten. Hier können nur allgemein Hinweise über mögliche Methoden erfolgen. Die sogenannten **natürlichen Methoden**, z. B. die Temperaturmethode, sind zu unsicher. Von den **Barriere-Methoden** ist das Präservativ oder Kondom die sicherste. Gleichzeitig schützt es vor Infektionskrankheiten. Seit der Anstekkungsgefahr mit AIDS wird diese Methode wieder mehr akzeptiert. Scheidenpessare, die eingeführt werden müssen, haben sich nicht bewährt. Als Creme, Schaum oder Tablette gibt es Mittel, die Spermien in der Scheide abzutöten. Da diese Substanzen etwa 15 Minuten vor dem Geschlechtsverkehr eingeführt werden müssen, sind sie nicht jedem Paar angenehm.

Intrauterinpessar (»Spirale«): Diese Methode ist relativ sicher. Die Spirale wird vom Frauenarzt in die Gebärmutter eingelegt und verbleibt dort. Ein Nachteil besteht darin, daß sich der Muttermund entzünden kann.

Hormonelle Methoden: Die auch als »Antibabypille« bezeichnete Methode ist trotz eines nicht geringen Gesundheitsrisikos am meisten verbreitet. Sie ist sicher und einfach zu handhaben. Mit Hilfe einer Kombination von gewöhnlich 2 weiblichen Sexualhormonen wird der Eisprung verhindert. Die Minipille wird besonders bei jungen Frauen nicht empfohlen, weil sie zu Zwischenblutungen oder auch zum Ausbleiben der Regelblutung führen kann.

Mit Einschränkung ist bei Frauen mit Mukoviszidose die Mikropille zu empfehlen. Es sind solche Präparate zu bevorzugen, die wenig Hormone enthalten.

Pille danach: Sie sollten wissen, daß es auch eine hormonelle Methode gibt, die bis zu 48 Stunden nach der Empfängnis eine Schwangerschaft verhüten kann. Wenden Sie sich vertrauensvoll an den Frauenarzt, der Sie beraten wird.

| Die hormonellen Methoden können versagen, wenn gleichzeitig Antibiotika eingenommen werden. Die Einnahme anderer Medikamente beeinflußt die Sicherheit nicht.

Es gibt Störungen bei der Mukoviszidose, welche die Einnahme der Pille verbieten. Dazu gehören eine Schädigung der Leber, ein Diabetes und eine Schädigung des Herzens. Es ist noch nicht restlos ausgeschlossen, ob die Pille auch die Lunge schädigt. Deshalb müssen bei ihrer Einnahme regelmäßige Kontrollen von Lungenfunktion und Leber sowie Blutzuckerkontrollen erfolgen, die zusätzlich zu den sonst notwendigen frauenärztlichen Untersuchungen vorgenommen werden müssen.

Welche Auswirkungen hat die CF auf die Schwangerschaft?

Aus ärztlicher Sicht ist bei Patientinnen mit CF nicht generell von einer Schwangerschaft abzuraten. Mehr als 200 Schwangerschaften sind bekannt. Es ist auch bekannt, daß die Schwangerschaft ein erhöhtes Risiko für Mutter und Kind darstellt. Das Kind kann untergewichtig oder zu früh geboren werden. Schädigungen durch Medikamente, welche die Mutter wegen der Mukoviszidose in der Schwangerschaft einnehmen muß, wären grundsätzlich möglich, obwohl bisher kein derartiger Fall bekannt wurde.

Wichtig ist die Frage nach der **Vererbung** der Mukoviszidose. Durch eine genetische Untersuchung des Partners kann vorausgesagt werden, ob auch das Kind einer mukoviszidosekranken Mutter an Mukoviszidose leiden wird. Hat der Partner die Erbanlage zur Mukoviszidose, so wird das Kind mit einer Wahrscheinlichkeit von 50% ebenfalls erkranken. Besitzt er die Anlage nicht, so werden die Kinder zwar alle Träger der Erbanlage sein, aber nicht erkranken. Das Risiko für die Mutter ist weitaus größer. Die Schwangerschaft führt zur **Verschlechterung der Atmung**, weil die Vergrößerung der Gebärmutter mehr Raum benötigt und gegen die Lunge drückt. Besonders am Ende der Schwangerschaft kann eine Lungenentzündung auftreten. Der Ernährungszustand der Schwangeren kann sich verschlechtern, weil die werdende Mutter nicht so viel essen kann, um die wachsenden Ansprüche des Kindes zu erfüllen. Durch die Schwangerschaft besteht die erhöhte Gefahr, an einem **Diabetes** zu erkranken oder einen

Leberschaden zu verschlechtern. Die aufgezeichneten Risiken machen eine solche Entscheidung schwer. Der verständliche Wunsch nach einem eigenen Kind sollte mit Ihrem Partner ausführlich besprochen werden. Wenden Sie sich auch an Ihren behandelnden Arzt. Er wird Sie unter Berücksichtigung Ihrer Befunde beraten.

Ein Gradmesser für die Beratung durch Ihren Arzt wird Ihre Lungenfunktion sein. Liegt die Vitalkapazität unter 70% oder hat sich die Lungenfunktion in den letzten Monaten verschlechtert, so wird er Ihnen abraten. Er wird eine Schwangerschaft auch nicht befürworten, wenn Sie häufig wegen der Lungeninfektion behandelt werden mußten oder wenn eine Leberbeteiligung oder ein Diabetes vorliegt.

Sollten Sie sich für eine Schwangerschaft entscheiden, dann ist eine intensive Betreuung durch Ihren Arzt und den Gynäkologen bis zur Geburt unbedingt notwendig.

Wie kann man mit der Mukoviszidose leben?

Sie werden als Eltern tief betroffen gewesen sein, als der Arzt Ihnen die Diagnose mitteilte und Ihnen viele Fakten über die Krankheit erzählt hat. Gewiß werden Sie in der ersten Aufregung nicht alles aufgenommen haben. Sie waren emotional so aufgewühlt, daß Sie nicht zuhören konnten. Fragen, auf die Sie keine Antwort erhielten, werden Ihnen durch den Kopf gegangen sein. Sie werden sich gefragt haben, wie sich die Mukoviszidose bei Ihrem Kind wohl auswirken wird? Sie werden Angst empfunden haben, ob Sie die Kraft aufbringen, all das Unbekannte zu bewältigen. Auch Sorgen über die Zukunft sind Ihnen gewiß durch den Kopf gegangen. Müssen Sie Ihren Beruf aufgeben? Wie hoch wird die finanzielle Belastung sein? Sie werden sich schuldig gefühlt haben, weil Sie Ihrem Kind eine schwere Krankheit vererbt haben. Es kann Sie geärgert haben, daß ausgerechnet Ihnen so etwas passieren mußte. Manche Eltern sind verständlicherweise voller Zorn, weil sie Zeit, mehr Aufmerksamkeit und auch Geld investieren und eigene Interessen zurückstecken müssen.

All diese Gefühle sind völlig normal. Wichtig ist es, daß Sie mit Ihrer Familie, mit Freunden und vor allem auch mit den Betreuern in der Mukoviszidose-Ambulanz, mit dem Arzt, Psychologen, Sozialpädagogen oder Sozialarbeiter über Ihre Gefühle sprechen. Darüber hinaus soll im folgenden Kapitel versucht werden, Ihnen Ihre berechtigten Sorgen zu nehmen.

Auswahl des Wohnortes

Häufig fragen die Eltern, ob sie wegen des Kindes den Wohnort wechseln sollen. Es gibt keine geographische Lage, welche den Verlauf der Mukoviszidose spürbar verändern würde. Durch die Luftfeuchte ist Seeklima günstig. Es kann aber auch zu rauh sein und Infekte auslösen. Luftverschmutzungen in Großstädten werden mitunter als Nachteil betrachtet.

Großstädte besitzen oft einen anderen Vorteil. Dort gibt es sehr häufig erfahrene Behandlungszentren für Mukoviszidose. Nach amerikanischen Statistiken erscheinen solche Zentren für die Lebensqualität von größerer Bedeutung zu sein.

Impfungen

Infektionskrankheiten, gegen welche durch Schutzimpfungen vorgebeugt werden kann, sind zum Teil in den entwickelten Industrienationen rückläufig. So werden nicht mehr alle Impfungen empfohlen.

Das trifft nicht für unsere Kinder mit Mukoviszidose zu. Wenn auch das Risiko zur Ansteckung zurückgegangen ist, so erkranken diese Patienten oft sehr schwer, wenn nicht sogar lebensbedrohlich. So wird die Impfung gegen *Tuberkulose* ebenso gegen *Keuchhusten* (Pertussis) dringend empfohlen. Die anderen Impfungen *(Diphtherie, Tetanus, Kinderlähmung, Masern, Ziegenpeter, Röteln* und *HIB)* sollen wie bei jedem Kind erfolgen. Außerdem wird jährlich eine Impfung gegen Grippe angeraten.

Gegen die für CF-Kranke gefährliche Infektion mit dem Keim *Pseudomonas aeruginosa* wird zur Zeit eine Schutzimpfung erprobt, die aber noch nicht verfügbar ist. Erst die weitere Erprobung wird entscheiden, ob diese Impfung einen Fortschritt darstellt.

Entwicklungsjahre

Wir unterscheiden zwischen der körperlichen und der geistigen Entwicklung eines Kindes.

Die **körperliche Entwicklung** wird nach dem Wachstum und der Gewichtszunahme beurteilt. Körperlänge und -gewicht werden anhand von Percentilen verglichen. Abhängig vom Alter geben sie darüber Auskunft, wie sich die Maße Ihres Kindes im Vergleich zu den durchschnittlichen Maßen eines Kindes im gleichen Alter verhalten. Die Percentil-Kurven reichen von 97–3. Hat beispielsweise ein Mädchen von 5 Jahren eine Körpergröße von 101 cm, so liegt dieser Wert auf der 3. Percentile, d.h. 3 Kinder von 100 gleichen Alters sind kleiner und 97 größer. Dieses Mädchen ist also recht klein, befindet sich mit seiner Länge aber gerade noch an der unteren Grenze des normalen Bereiches. Das Körpergewicht wird nicht auf das Alter, sondern auf die Körpergröße bezogen. Nehmen wir an, unser Mädchen von 101 cm wiegt 15 kg. Dieses Gewicht liegt auf der 25. Percentile, d.h. 25 von hundert Kindern gleicher Länge wiegen weniger und 75 mehr.

Viele Kinder mit Mukoviszidose liegen durchaus auf der mittleren, der 50. Percentile. Das kann für Länge und Gewicht gleichermaßen zutreffen. Sie befinden sich dann in einem guten Ernährungszustand. Oft sind die Kinder aber kleiner und liegen unter der 50. Percentile, das Gewicht dagegen befindet sich häufig bei diesen auf einer höheren Percentile als die Körpergröße. Dieses Verhalten spricht dafür, daß die Kinder vor Jahren schlecht gediehen sind und ihre Verdauungsstörung in letzter Zeit überwunden haben. Bei ihnen muß aber überprüft werden, ob sie ausreichend essen und genügend *Pankreasenzyme* einnehmen. Liegen Größe und Gewicht gleichermaßen auf einer niedrigen Percentile, so müssen Nahrungszufuhr und auch Enzyme erhöht werden. Darüber hinaus sind aber auch die Lungenveränderungen zu überprüfen. Eine Verschlechterung der Lungenfunktion, die oft schleichend beginnen kann, führt zur mangelhaften körperlichen Entwicklung. Wichtig ist die Entwicklung von Länge und Gewicht im Verlauf von Jahren. Sie geben Ihrem Arzt wichtige Hinweise. Bleiben Gewicht und Größe zurück, so kann eine schleichende Verschlechterung der Lunge oder Verdauung einsetzen, noch bevor andere Zeichen darauf hinweisen. *Die regelmäßige Kontrolle von Körpergröße und -gewicht ist daher besonders wichtig.*

Unter der **geistigen Entwicklung** versteht man Lernprozesse und Sinneswahrnehmungen. Dazu gehören das Greifen nach Gegenständen, das Laufenlernen und die Sprachentwicklung. Neben diesen Entwicklungen lernt das Kind, sich frühzeitig anzupassen, also auf seine Umwelt zu reagieren. Das Kind lernt bereits im Vorschulalter, sich auf gewisse Situationen bewußt einzustellen und diese selbständig zu verarbeiten.

Die geistige Entwicklung verläuft bei unseren Patienten völlig normal. Auffällig kann ihr Verhalten in manchen Situationen sein. Die Erklärung dafür bietet aber nicht die Krankheit, sondern ein zwar durchaus verständliches, aber falsches Verhalten der Eltern. In ihrer Sorge um das kranke Kind sind viele Eltern allen Aktionen gegenüber nachsichtig. Die Eltern wollen ständig Gefahren abwenden. Sie entlasten ihr Kind, wo immer sie können.

Auf dieses Verhalten reagieren die Kinder. Sie empfinden es wie jedes Kind als angenehm, wenn sie verwöhnt werden. Da ihnen oft auch die Auseinandersetzung mit ihrer Umgebung abgenommen wird, werden sie erst spät selbständig. Diese Reaktionen sind gut verständlich. Sie sollten aber nicht mit der Mukoviszidose in Verbindung gebracht werden.

Als Eltern sollten Sie von vornherein entgegensteuern. Behandeln Sie Ihr Kind so normal wie möglich. Vermeiden Sie, allzu beschützend Ihrem Kinde gegenüberzutreten. Regen Sie frühzeitig an, daß auch Ihr erkranktes Kind Aufgaben übernimmt und gewissenhaft erfüllt. Ermutigen Sie Ihr Kind, selbstsicher zu werden. Beziehen Sie es frühzeitig in die Vorbereitung und aktive Durchführung der

Behandlung mit ein. Schirmen Sie es nicht von seiner Umwelt ab. Bedenken Sie, daß Sie Ihr Kind nicht in einen Glaskasten setzen können. Es bedarf für seine normale geistige Entwicklung der Kontakte mit seiner Umwelt und auch zu anderen Kindern. Seien Sie auch nicht zu nachgiebig. Das schadet einem normalen Maß an Disziplin und Selbstbeherrschung, die Ihr Kind braucht, um die täglich notwendige Behandlung zu akzeptieren. Sollten Geschwister vorhanden sein, so denken Sie stets daran, daß eine besondere Zuwendung zu Ihrem erkrankten Kind bei diesen Eifersucht und ein Gefühl der Vernachlässigung hervorrufen kann.

Die Beschreibung nachfolgender Situationen sollen Ihnen die Entscheidungen erleichtern.

Unterbringung im Kindergarten/Kinderkrippe

Eine Unterbringung zusammen mit anderen **Kindern im 1. Lebensjahr** sollte nur ausnahmsweise erfolgen. Die Gefahr, sich mit Erkältungsinfekten oder Grippe gegenseitig anzustecken, ist in diesem Alter besonders groß. Säuglinge mit Mukoviszidose erkranken nicht häufiger an Infekten als andere Kinder gleichen Alters. Nur die Auswirkungen können größer sein. Ein solcher Infekt führt zur verstärkten Bildung von Bronchialschleim. Diese Mehrproduktion kann den Abtransport aus der Lunge weiter erschweren. Da in diesem Alter die Bronchien besonders eng sind, kommt es zu einer erschwerten, durch Rasseln oder Giemen hörbaren Atmung.

Kinder im 2. oder 3. Lebensjahr sind nicht mehr so anfällig. Die Unterbringung in einer Gemeinschaftseinrichtung kann versucht werden. Sollten sich Infekte häufen, so müßten Sie Ihr Kind wieder herausnehmen.

In der **Vorschulzeit** ist eine gemeinschaftliche Unterbringung unbedingt anzustreben. Bedenken Sie, daß Sie Ihr Kind nicht ohne Schaden isolieren können. Es braucht den Kontakt zu gleichaltrigen Spielkameraden. Um so leichter wird es sich später in die Schulsituation einfinden. Infekte müssen in vertretbarem Umfang in Kauf genommen werden. Der Kindergarten ist nicht die einzige Möglichkeit für eine Ansteckung. Ein Infekt wird häufig durch die Eltern oder Geschwister übertragen. Sie können Ihr Kind nicht so abschirmen, daß die Übertragung solcher Infekte immer vermeidbar wäre. Für Sie ist wichtig zu beachten, bei jedem Infekt mit Husten und Fieber über 38 Grad oder bei einer Zunahme des Hustens zu Ihrem Arzt zu gehen. Die frühzeitige Behandlung der Lunge ist entscheidend für das Ausmaß einer bleibenden Schädigung. Häufig halten Außenstehende ein hustendes Kind für ansteckend. Das trifft für den Husten bei der Mukoviszidose jedoch nicht zu. Ihr Kind ist daher keine Ansteckungsgefahr für andere Kinder. Hustenanfälle entstehen durch den Reiz, der von dem zähen Bronchialschleim hervorgerufen wird. Die Bakterien, die sich in ihm angesiedelt haben können, sind für gesunde Kinder völlig unschädlich. Sie sind nicht die Überträger von Keuchhusten oder gar einer Tuberkulose.

Schulbesuch

Schulbildung ist für jedes Kind die Voraussetzung für den späteren Beruf. Der **Schulbesuch** bei unseren Mukoviszidose-Patienten kann mitunter zu einer körperlichen Belastung werden. Das trifft besonders in Zeiten mit verstärktem Husten oder bei regnerischem und nebligem Wetter zu. Es ist geradezu erstaunlich, daß unsere Patienten trotzdem weniger als ihre Klassenkameraden fehlen. Viele gehen ausgesprochen gern zur Schule. Sie versuchen, durch gute Schulleistungen den Mangel an körperlicher Leistungsfähigkeit auszugleichen. Sie sollten Ihr Kind zum Schulbesuch ermuntern. Das trifft auch in Zeiten mit verstärktem Husten zu.

Unterstützen Sie die Begeisterung für die Schule und bereiten Sie Ihr Kind frühzeitig auf eine längere Schulausbildung vor. Ein Realschulabschluß oder ein bestandenes Abitur eröffnen mehr Ausbildungsmöglichkeiten in Berufen, die für unsere Patienten besonders geeignet sind.

Zur vollen Eingliederung Ihres Kindes in die Klasse und Schule ist die **Information der Lehrer** wichtig. Sprechen Sie mit ihnen. Die Lehrer müssen über die Krankheit Ihres Kindes genau Bescheid wissen. Sie werden dann verstehen,

- warum der Husten sein muß und nicht unterdrückt werden darf.
- warum Ihr Kind Medikamente einnehmen muß,
- wieso es zu Blähungen und dem Abgang von Winden kommen kann,
- warum die Toilette eventuell auch während des Unterrichts benutzt werden muß,
- warum Zugluft im Klassenraum (Infektionsgefahr!) vermieden werden muß,
- warum der Arzt eine teilweise oder vollständige Befreiung vom Schulsport empfehlen muß.

Für die Lehrer sind solche Informationen wichtig, um angemessen zu handeln. Auch Patienten mit Mukoviszidose müssen sich in die Gemeinschaft einordnen und Pflichten übernehmen.

Ferienlager, Schulfreizeiten, Schulausflüge

Stehen Sie allen **Angeboten der Schule** positiv gegenüber. Besprechen Sie die Teilnahme Ihres Kindes an gemeinschaftlichen Unternehmungen mit dem behandelnden Arzt und mit den Lehrern. Gemeinsame Ausflüge sind eine wichtige Erfahrung für alle Schüler. Eine ständige Befreiung davon ist aus medizinischen Gründen extrem selten notwendig. Die Behandlung kann bei Ausflügen von nur wenigen Tagen mitunter etwas variiert werden. So kann man aufwendige Behandlungen, wie Abklopfen der Lunge und Inhalationen, für wenige Tage aussetzen, sofern der Zustand des Kindes es erlaubt.

Bei **Ferienlagern** wird die Teilnahme der CF-Kranken oft schwieriger. Größere Behandlungspausen können gewöhnlich aus ärztlicher Sicht nicht vertreten werden. Auf eine Überwachung der Behandlung durch die Eltern ist nicht zu verzichten. Die Kinder müssen daher oft zurücktreten. Das führte dazu, spezielle Ferienlager für Kinder mit Mukoviszidose zu organisieren. Die Erfahrungen sind unterschiedlich. Der Vorteil besteht darin, daß Ärzte und Betreuungspersonal die notwendige Behandlung übernehmen können. Auch können sich die betroffenen Kinder und Jugendlichen über die Krankheit und den Umgang mit ihr austauschen.

Der Nachteil dagegen ist in der unterschiedlichen körperlichen Belastbarkeit zu sehen. Kinder mit guter Kondition können oft nicht ausreichend gefordert werden. Außerdem ist die Gefahr der Ansteckung mit bestimmten Bakterien zu beachten.

Wie bereits erwähnt, sind die *Pseudomonas*-Keime, die nicht auf Gesunde übertragen werden, für CF-Patienten eine besondere Gefahr. Sie können von einem Patienten auf den anderen übertragen werden. Diese Gefahr wird gegenwärtig sehr ernst genommen. Bei Kindern und Jugendlichen ohne *Pseudomonas*-Nachweis und mit guter Lungenfunktion sowie guter Verdauung infolge regelmäßiger *Pankreasenzym*-Gabe sollten Sie sich mit den Verantwortlichen beraten, ob eventuell eine Teilnahme in einem gewöhnlichen Ferienlager ohne Spezialbetreuung ermöglicht werden kann.

Besuche bei Freunden

Bitte gehen Sie auch an diese Frage positiv heran. Trauen Sie Ihren Kindern die notwendige Selbständigkeit und Disziplin zur Behandlung zu. Die Kinder sind an ihre Behandlung gewöhnt. Selbst wenn sie unter der Aufsicht ihrer Eltern stöhnen, nehmen sie die Medizin ein, sobald sie aus einem solchen Anlaß von ihnen getrennt sind.

Sport und körperliche Betätigung

Achten Sie beizeiten darauf, daß sich Ihr Kind ausreichend körperlich betätigt. Das Kleinkind und das junge Schulkind wird auf Grund seines normalen Spieltriebes körperlich sehr aktiv sein. Diesen Spieltrieb sollten Sie fördern und unterstützen. Es gibt viele Gründe, sich körperlich zu betätigen. Die Patienten sollen ihrem Leistungsvermögen angepaßt Sport treiben. Fast alle Sportarten sind erlaubt. Die körperliche Ertüchtigung führt zu vielen Vorteilen, wie einer wirksamen Sekretdrainage, Kräftigung der Atemmuskulatur, Verbesserung der Lungenfunktion und zu einer Zunahme des Selbstwertgefühls.

Um das richtige Vorgehen für das körperliche Training zu verstehen, sind zuvor einige Bemerkungen zum besseren Verständnis zu machen.

Die **Muskeln** benötigen für einen Dauerlauf Zucker und Sauerstoff. Beides wird mit dem Blut in die Beinmuskulatur gebracht und dort in Muskelkraft umgewandelt. Bei dieser Umwandlung entsteht Kohlendioxid, das mit dem Blut abtransportiert und über die Lunge ausgeatmet wird. Ist die Anstrengung oder Leistung der Muskulatur groß, so muß viel Blut transportiert werden. Dieser Transport wird durch das Herz übernommen. Herz und Lunge verfügen über entsprechende Reserven. So kann das Herz bei großer Belastung 5–6 mal mehr Blut fördern und die Lunge 7–10 mal mehr Luft atmen als in Ruhe.

Die körperliche Anstrengung macht sich bei jedem bemerkbar. Der Puls geht schneller, die Atmung wird tiefer und die Durchblutung der beanspruchten Muskeln stärker. Viele Jogger haben darüber hinaus einen roten und heißen Kopf und schwitzen am ganzen Körper.

Die **starke Durchblutung** und die Bildung von Schweiß sind ebenfalls wichtig. Bei der Muskelarbeit entsteht Wärme, die vom Körper abgegeben werden muß, da sonst unsere Körpertemperatur nicht konstant gehalten werden kann.

Die Bereitstellung von Muskelkraft durch die Verbrennung von Zucker durch Sauerstoff ist die effektivste Form.

Es gibt jedoch noch eine andere Möglichkeit, unsere Körperenergie zu gewinnen. Hierzu wird kein Sauerstoff benötigt. Das scheint zunächst günstig. Der Zucker wird aber nur bis zur Milchsäure abgebaut, und so wird weniger Energie freigesetzt. Dieser Weg ist einem Automotor mit schlecht eingestellter Zündung vergleichbar. Dadurch sind Beschleunigung und Geschwindigkeit geringer und der Benzinverbrauch hoch. Auch in unserem Beispiel ist der Energiegewinn unwirtschaftlich. Eine solche unwirtschaftliche Energiegewinnung kann sich unser Körper bei kurzen Bewegungen, z. B. in der Wohnung, durchaus leisten. Da hierzu kein Sauerstoff benötigt wird, nennt man diese Form auch »**anaerob**« im Gegensatz zu der Sauerstoffverbrennung, die als »**aerob**« bezeichnet wird. Es gibt Sportarten mit vornehmlich aerober oder anaerober Muskelarbeit. Zu den aeroben Sportarten gehören Schwimmen, Joggen, Wandern und Radfahren. Anaerobe sind dagegen Ballspiele oder Gewichtheben.

Für die Ertüchtigung des Körpers sind **aerobe Sportarten** geeigneter. So gewöhnt sich das Herz an die Belastung und pumpt das Blut mit kräftigen Schlägen durch die Adern. Das Herz muß nicht mehr rasen, die Herzschläge pro Minute nehmen ab. Solch ein Trainingseffekt setzt nach einigen Wochen bis Monaten ein, je nach körperlicher Belastung und Dauer des Sports.

Aerobe Sportarten können zu anaeroben werden, wenn die Belastung des Herzens zu groß wird. Ab einer bestimmten Herzfrequenz steigt die Blutzirkulation nicht mehr an. An dieser Stelle besteht in unserem Körper eine Hemmschwelle, die nur vorübergehend überwunden werden kann. Der Sauerstoff reicht nicht mehr zur vollständigen Verbrennung des Zuckers aus, in den Muskeln entsteht Milchsäure, welche die Muskelkraft reduziert und zum Nachlassen der Geschwindigkeit führt. Die Muskeln senden ein Signal aus, das den Körper vor einer schädlichen Überanspruchung schützt. Die Grenze der körperlichen Belastbarkeit kann am einfachsten durch die Messung des Pulses bestimmt werden. Beim Gesunden sollte sie 200 Schläge pro Minute nicht übersteigen.

Eine weitaus aufwendigere Methode, die in der Regel der Arzt durchführen wird, besteht darin, die körperliche Belastbarkeit mit Hilfe des Sauerstoffgehaltes im Blut zu messen. Die Person wird auf einem Hometrainer belastet, wobei Puls und Sauerstoff des Blutes gemessen werden. In dem Moment, wo der Sauerstoff im Blut sinkt, wird die Pulsfrequenz registriert. Bei untrainierten, über wenig Muskeln verfügende Personen, wird der Sauerstoff bereits bei relativ niedrigem Puls abfallen. Das gilt auch für Patienten mit Herz- oder Lungenschäden und kann bei unseren älteren Patienten mit Mukoviszidose der Fall sein.

Für die Mukoviszidose kann folgendes Vorgehen empfohlen werden: Fällt die Lungenfunktion gut aus, kann eine Pulsfrequenz von 170–200/Minute toleriert werden. Als Meßgröße sollte das FEV1 (*forciertes expiratorisches Volumen pro Sekunde*) verwendet werden, das in Prozent zur Vitalkapazität (FVC) angegeben wird. Beträgt dieser Wert 50% oder mehr, dann kann die körperliche Belastung – wie oben erwähnt – bis zu einem Puls von

170–200 Schlägen/Minute vorgenommen werden. Bei Werten unter 50% sollten Sie sich mit Ihrem Arzt besonders intensiv beraten und zunächst eine körperliche Belastungsprüfung vornehmen lassen. Sinkt der Sauerstoffgehalt bei 150 Pulsschlägen ab, dann sollten Sie beim Training etwas unter 150 bleiben. Sinkt der Sauerstoffwert bereits bei einem niedrigeren Puls, dann darf diese Pulsfrequenz beim körperlichen Training nicht überschritten werden. Wichtig für die Belastungsgrenze ist außerdem, wie Sie sich nach dem körperlichen Training fühlen. Sind Sie extrem müde und rast der Puls noch über viele Minuten nach dem Ende des Trainings, dann sollten Sie sich weniger belasten. Fühlen Sie sich dagegen fit und nicht abgeschlagen, dann könnten Sie die körperliche Belastung etwas steigern.

Für den Trainingseffekt spielen die Intensität der Belastung und die Trainingsdauer eine Rolle. Der Pulsschlag soll 75% der oberen Belastungsgrenze erreichen, d.h. bei einem gesunden Jugendlichen mit einem empfohlenen Puls von 200/Minute als oberer Grenzwert soll die Dauerbelastung 75%, also 150 Schläge/Minute betragen. Das trifft auch für Mukoviszidosepatienten mit guter Lungenfunktion zu. Sollte bei der körperlichen Überprüfung der Belastung bereits bei einem niedrigeren Puls der Sauerstoff absinken, etwa bei 160/Minute, so sollten von diesem Wert 75% (= 110/Minute) bei Belastung eingehalten werden.

Wie lange und wie oft soll trainiert werden? Anzustreben sind 30 Minuten pro Tag ohne Unterbrechung. Und das mindestens an 3, besser an 5 Tagen in der Woche. Eine körperliche Belastung in dem Umfange ist notwendig, um einen wirklichen Trainingseffekt zu spüren. Wenn sich der Erfolg einstellt, werden Sie bei gleicher Belastung einen geringeren Puls messen, weniger schwitzen und sich einfach viel wohler und leistungsfähiger fühlen, das heißt, daß Ihre Lebensqualität einfach viel besser wird. Der untrainierte Gesunde kann ebenso wenig wie Sie sofort die Dauerbelastung über 30 Minuten erreichen. Gehen Sie daher ganz behutsam heran. Wenn Sie sich für das Joggen entscheiden sollten, laufen Sie zunächst langsam und legen Sie nach etwa 2–3 Minuten jeweils Pausen ein. Vermeiden Sie auf alle Fälle ein zu hohes Maß an Ehrgeiz. Sie können besonders anfangs keine Gewaltmärsche schaffen. Ein solches Ziel würde Sie enttäuschen, wenn Sie es nicht erreichen. Das würde Sie extrem unzufrieden stimmen. Legen Sie nach jeder Pause etwas mehr Zeit zu. Denken Sie daran, Sie erreichen ganz sicher Ihre Zeit von 30 Minuten, auch wenn Wochen oder Monate vergehen sollten. Setzen Sie sich kleine Steigerungen als Ziel und freuen Sie sich, wenn der Fortschritt erreicht wird.

In der Zeit des körperlichen Trainings werden Sie mehr Sekret herausbringen. Versuchen Sie, einen allzu starken Husten zu unterdrükken. Sollte es nicht gelingen, so wäre nach Absprache mit Ihrem Arzt zuvor die Inhalation mit einem Dosieraerosol – etwa *Sultanol* oder *Berodual* – zu empfehlen.

Empfohlene Sportarten

Prinzipiell kann **jede Art** der körperlichen Bewegung empfohlen werden. Bei Kindern sind Gemeinschaftsspiele zu empfehlen, die zu einer vertieften Atmung führen. Die Spiele sollen Spaß bereiten, damit die Kinder zur Ausdauer angeregt werden. Trampolin-Springen ist oft beliebt und fördert besonders auch die Sekretentfernung.

Bei älteren Kindern, Jugendlichen und Erwachsenen sind aerobe Sportarten zu bevorzugen, wie Jogging, Radfahren, Schwimmen, Rollschuhlaufen, Wandern, Skilanglauf. Diese Sportarten haben gemeinsam einen kontinuierlichen Ablauf und kräftigen sowohl die Muskulatur als auch den Kreislauf.

Anaerobe Sportarten kräftigen zwar bestimmte Muskelgruppen, sie wirken sich aber durch häufige Pausen weniger fördernd auf den Kreislauf aus. Dazu gehört z.B. Body-Building. Kampfsportarten sind wegen der Verletzungsgefahr nicht geeignet. Hier können nur einige Anregungen gegeben werden. Sie müssen versuchen, sich selbst ein Programm zusammenzustellen, das Ihnen noch angemessene Freude vermitteln kann. Alles ist erlaubt, was zur Verbesserung der körperlichen Leistungsfähigkeit führt. Manche Patienten erreichen dieses Ziel auch mit einem Hometrainer oder mit einem Springseil.

Denken Sie daran, daß man auch sein tägliches Bewegungsprogramm durchaus nützlich verändern kann. Wählen Sie nicht unbedingt die kürzesten Entfernungen, um Einkaufen zu gehen. Laufen Sie mit Ihrem Hund eine größere Runde. Er wird es Ihnen danken. Benutzen Sie Treppen an Stelle von Aufzügen oder Rolltreppen.

Reisen und Urlaub

Prinzipiell gibt es für unsere Mukoviszidose-Patienten keine besonderen Einschränkungen. Ein Aufenthalt am Wasser kann genauso erholsam wie im Gebirge sein. Beim Hochgebirge muß eventuell beachtet werden, daß der Sauerstoffgehalt in Höhenlagen abnimmt. Solche Unterschiede können sich bei verminderter Lungenfunktion bei Höhenlagen von über 1000 Metern bemerkbar machen. Auch Flugreisen können wegen des geringeren Sauerstoffgehaltes ungünstig sein. Wer in seiner Wohnung mitunter Sauerstoff braucht, wird erst recht bei Flugreisen zusätzlichen Sauerstoff benötigen. Die meisten Fluggesellschaften sind darauf eingerichtet und geben auf Anfrage entsprechende Auskunft.

Welche sozialen Hilfen können beansprucht werden?

Soziale Hilfen sind für alle Behinderten einheitlich geregelt. Die Höhe finanzieller Vergünstigungen oder Zuwendungen richtet sich entweder nach dem Grad der Behinderung durch eine Krankheit oder nach der Höhe des Einkommens der Eltern. Andere Vergünstigungen betreffen Schul- und Berufsausbildung. Die meisten Regelungen sind im Sozialgesetzbuch zu finden. Sie sind aber auch auf andere Rechtsgrundlagen verstreut. Der Betroffene ist oft nicht in der Lage, alle Möglichkeiten für seine Unterstützung zu erfahren. Daher sollen in diesem Kapitel mögliche soziale Hilfen für CF-Patienten zusammengestellt werden. Die Autoren haben sich dabei auf die Sozialfibel von W. Hützler gestützt*.

Steuerliche Hilfen

Ein **Steuerfreibetrag** kann gewährt werden, wenn ein Schwerbehinderten-Ausweis vorliegt. Der Schwerbehinderten-Ausweis wird beim Versorgungsamt beantragt. Dem Antrag sollte eine kurze ärztliche Stellungnahme beiliegen, die dem Versorgungsamt die Entscheidung über den Grad der Behinderung erleichtert. Die Behinderung kann bei einer Erkrankung an CF mit pulmonaler und/oder intestinaler Beteiligung mit 50–100% festgelegt werden, je nach Schwere der Erscheinungen:

geringen	Grades	50– 60%	(DM 1110,– bis 1410,–)
mittleren	Grades	70– 80%	(DM 1470,– bis 2070,–)
schweren	Grades	90–100%	(DM 2400,– bis 2760,–)

Den Grad der Behinderung sollte der behandelnde Arzt vorschlagen.

Das Versorgungsamt kann darüber hinaus verschiedene Merkzeichen genehmigen, sofern eine entsprechende Behinderung vorliegt.

H = Hilflosigkeit. Die Abhängigkeit von einer intensiven Therapie, die bei der Mukoviszidose notwendig sein kann und die gewöhnlich durch die Eltern vorgenommen wird, führt zur Hilflosigkeit der Patienten. Durch die Anerkennung des Merkzeichens H wird ein Steuerfreibetrag von 7200,– DM/Jahr gewährt.

---

* Hützler, W.: Sozialfibel für Jugendliche und Erwachsene mit Cystischer Fibrose. Deutsche Gesellschaft zur Bekämpfung der Mukoviszidose e.V., 1981

Steuerliche Hilfen

Wird eine Haushaltshilfe wegen eines Behinderten mit dem Merkzeichen H in einer Familie beschäftigt, so wird ein jährlicher Steuerfreibetrag von 1800,- DM gewährt. (§ 33a, Abs. 3 Nr. 2 EStG 1987 i.d.F. des Steuerreformgesetzes 1990 vom 25.7.1988). Ein weiterer Paragraph sieht vor, daß ein Steuerzahler oder dessen Ehepartner diesen Betrag von 1800,- DM geltend machen kann, wenn er sein pflegebedürftiges Kind selbst pflegt (§ 33b, Abs. 6 EStG i.d.F. 25.7.1988). Hilflose können einen Steuerfreibetrag von 12000,- DM erhalten, wenn sie eine Haushaltshilfe anstellen (§ 10, Abs. 1, Nr. 8, EStG i.d.F. des Gesetzes zur Änderung des Steuerreformgesetzes 1990).

Auch außerordentliche **ärztliche Behandlungskosten** oder die Kosten für eine angeordnete Kur können steuerlich geltend gemacht werden (EStG i.d.F. vom 25.7.1988).

Einen **Ausbildungsfreibetrag** können die Eltern erhalten, wenn ein Kind unter 18 Jahren auswärts untergebracht ist und wenn die behinderten Kinder über 18 Jahre alt sind. Sind die Kinder auswärts untergebracht, erhalten die Eltern einen Freibetrag von 4200.- DM, wohnen sie bei den Eltern, so können 2400.- DM steuerlich geltend gemacht werden. Sollte auf Grund der Behinderung eine Privatschule besucht werden müssen, so können die Eltern zusätzlich steuerliche Erleichterungen beanspruchen.

B und BN = ständige Begleitung. Bei diesen Merkzeichen werden Vorteile bei der Personenbeförderung mit öffentlichen Verkehrsmitteln (Sitzplatz, Freifahrt für den Behinderten und die Begleitperson) gewährt.

G und aG. Gehbehindert und außergewöhnlich gehbehindert als Merkzeichen bedeutet ebenfalls eine Erleichterung beim öffentlichen Personenverkehr. Darüber hinaus kann bei aG eine Befreiung von der Kraftfahrzeugsteuer und ein Nachlaß von der Kfz-Haftpflicht und Fahrzeugvollversicherung von 25% gewährt werden. Eine 50%ige Kfz-Steuer- und 12,5% Kfz-Versicherungsermäßigung kann bei Schwerbehinderten mit dem Merkzeichen G erteilt werden. Das Merkzeichen aG berechtigt auch zu Vergünstigungen beim Parken von Autos.

RF = Befreiung von Rundfunk- und Fernsehgebühren. Dieses Merkzeichen wird gewöhnlich an erwachsene CF-Patienten vergeben, die durch ihre Behinderung an öffentlichen Veranstaltungen ständig nicht teilnehmen können.

Bei diesem Merkzeichen können auch bei Post- oder Fernmeldeämtern Vergünstigungen beim Telefonieren beantragt werden (Minderung der Kosten für einen Neuanschluß, der monatlichen Grundgebühr auf 22,- DM und Gewährung von 30 kostenlosen Gebühreneinheiten).

Pflegegeld

Pflegegeld wird unter Berücksichtigung der wirtschaftlichen Situation und dem Grad der Pflegebedürftigkeit gewährt. Grad der Pflegebedürftigkeit:

- erhebliche Pflegebedürftigkeit (290,– DM/Monat)
- außergewöhnliche Pflegebedürftigkeit (788,– DM/Monat)

Die erhebliche Pflegebedürftigkeit liegt dann vor, wenn eine Person hilflos ist, daß sie für die gewöhnlich und regelmäßig wiederkehrenden Verrichtungen des täglichen Lebens in erheblichem Umfang dauernd einer Pflege bedarf. Diese Anforderungen können bei einem schweren Verlauf einer CF durchaus zutreffend sein. Pflegegeldanspruch haben aber nur Familien mit einem Einkommen von monatlich unter 2200,– DM. Eine außergewöhnliche Pflegebedürftigkeit würde vorliegen, wenn ein CF-Patient ständig bettlägerig wäre. Die bereinigte Einkommensgrenze liegt hier etwas höher bei 3200.– DM. Der **Antrag auf Pflegegeld** wird formlos beim Sozialamt gestellt. Ein Attest des betreuenden Arztes, das die Behinderung ausweist, muß beigefügt werden. Dieses Attest sollte die CF-spezifischen Maßnahmen enthalten, wie ständige Überwachung, eventuell Lagerungsdrainage, Klopfmassage, Vorbereitung und Überwachung von Inhalationen, Medikamentengabe, Hinweise auf die außergewöhnliche seelische, körperliche und auch finanzielle Belastung der Eltern.

Fortzahlung des Kindergeldes
Kindergeld wird über das 18. Lebensjahr fortgezahlt, wenn der CF-Patient außerstande ist, sich selbst zu unterhalten.

Häusliche Pflegehilfen
Diese Hilfe kann ein Versicherter oder dessen Eltern von der Krankenkasse erhalten, sofern eine Schwerpflegebedürftigkeit vorliegt. Als schwerpflegebedürftig gelten Patienten, die bei den gewöhnlich und regelmäßig wiederkehrenden Verrichtungen im Ablauf des täglichen Lebens auf Dauer und in sehr hohem Maße der Hilfe bedürfen.

Die Schwerpflegebedürftigkeit kann von jedem Hausarzt bescheinigt werden. Bei CF-Patienten wird eine Schwerpflegebedürftigkeit nur dann vorliegen, wenn regelmäßig wiederkehrende Maßnahmen, wie An- und Auskleiden, Waschen, Baden, Kämmen, Bewegen im Raum und außerhalb des Hauses, nur mit Hilfe einer Pflegekraft verrichtet werden können. Die Krankenkassen sind gegenwärtig dabei, eine Richtlinie zur Abgrenzung des Personenkreises der Schwerpflegebedürftigen zu erstellen. Die häusliche Pflegehilfe gibt es in Form eines Höchstbetrages in Höhe von 750.- DM für eine professionelle Pflegekraft oder eines Pauschalbetrages von 400.- DM/Monat, wenn ein Angehöriger die Pflege übernimmt.

Die Eltern erhalten entweder Pflegegeld oder eine häusliche Pflegehilfe, jedoch nicht beides.

Schul- und Ausbildungshilfen

Jeder CF-Patient hat ein Recht auf individuelle Förderung seiner Ausbildung (§ 3 SGBI). Ausbildungsförderung wird gewährt für den Besuch von weiterführenden, allgemeinbildenden Schulen (Gymnasien und Realschulen) sowie Fachoberschulen, Abendschulen, Berufsaufbauschulen. Näheres legt das Berufsausbildungsförderungsgesetz (BAföG) fest.

Eltern CF-kranker Schüler erhalten unter bestimmten Voraussetzungen eine Fahrkostenerstattung. Der Antrag ist an die Schulämter zu stellen.

Das **Schulwesen** hat in den einzelnen Bundesländern für behinderte Kinder und Jugendliche Voraussetzungen zu schaffen, die eine der individuellen Leistungsfähigkeit angemessene Schulbildung garantieren. Die Sozialhilfe kann die Kosten für Einzelausbildung oder Hausunterricht tragen. Auch Fahrtkosten für den Transport zur Schule können übernommen werden. Eine Hilfe für die Berufsfindung können die Arbeitsämter anbieten. Die Maßnahmen werden in Berufsbildungs- und Berufsförderungswerken oder in geeigneten Betrieben angeboten. Berufsbildungswerke sind Einrichtungen mit Ausbildungs- und Internatsplätzen für behinderte Jugendliche. Diese Einrichtungen verfügen über eine ärztliche, psychologische und/oder krankengymnastische Betreuung. Sie bieten bestimmte Lehrgänge an, die den Jugendlichen die Berufsfindung erleichtern sollen. Es besteht die Möglichkeit, Grundausbildungslehrgänge zur Vorbereitung auf bestimmte Berufsbereiche zu belegen. Behinderte können außerdem Förderungslehrgänge und Lehrgänge zur Verbesserung der Eingliederungsmöglichkeiten besuchen.

Berufsförderungswerke ermöglichen Erwachsenen zu denselben Bedingungen eine Umschulung in einen anderen Beruf, der besser auf die Art der Behinderung anzupassen ist.

Über solche Einrichtungen erteilen die Arbeitsämter ausführlichere Auskünfte.

Das größte **freie Ausbildungswerk** ist das Christliche Jugenddorfwerk Deutschlands e.V. (CJD). Es bietet auch Jugendlichen mit CF Ausbildungsplätze an. Daneben bestehen Angebote zur Berufsfindung und Umschulung.

Christliche Jugenddörfer, die für CF-Patienten geeignet sind, befinden sich in W-4130 Moers-Utfort, W-4600 Dortmund, W-5020 Frechen-Bachem, W-5414 Vallendar, W-7600 Offenburg und W-8240 Berchtesgaden. In den neuen Bundesländern befinden sich Christliche Jugenddörfer im Aufbau. Auskünfte erteilt auch das Arbeitsamt. CF-Patienten werden berufsfördernde Leistungen angeboten, die zur Erhaltung, Verbesserung oder Wiederherstellung der körperlichen Leistungsfähigkeit notwendig sind. So kann ein Ausbildungswerk beansprucht werden. Kosten für die Unterbringung in einem Internat, für Lehr- und Lernmittel, Arbeitskleidung, für Fahrkosten und Sozialversicherungsbeiträge können übernommen werden. Entsprechende Leistungen werden auch für Umschulungs- und Fortbildungsmaßnahmen angeboten. Dazu gehören auch Leistungen zur Unterstützung eines Studiums. Für Auskünfte ist das Arbeitsamt zuständig. Zur Förderung der Arbeitsaufnahme und der beruflichen Eingliederung können Bewerbungs- und Umzugskosten übernommen sowie Überbrückungsbeihilfen und Eingliederungshilfen gewährt werden. In diesem Rahmen ist auch die Hilfe einer Kraftfahrzeugfinanzierung möglich (Kraftfahrzeughilfe -VO- KfzHV vom 1. 6. 1986). Zuständig sind die Hauptfürsorgestellen, die bis zu 80% der Kaufsumme, aber nicht mehr als 15 160.– DM übernehmen.

Schwerbehinderte CF-Patienten können über die Hauptfürsorgestellen auch weitere Hilfen beantragen, welche die Eingliederung ins Arbeitsleben erleichtern. Dazu gehören Hilfen zur wirtschaftlichen Selbständigkeit, zur Beschaffung einer behinderungsgerechten Wohnung und zur Erhaltung der Arbeitskraft. Auszubildende und Arbeitnehmer, die als Schwerbehinderte anerkannt sind, haben einen Anspruch auf Zusatzurlaub von jährlich 6 Arbeitstagen. Sie genießen außerdem einen Kündigungsschutz, d.h. ihr Arbeitsverhältnis darf nur mit Zustimmung der Hauptfürsorgestelle gekündigt werden (§ 12 des SchwbG).

Einen wenig bekannten Vorteil können Patienten mit CF in Anspruch nehmen, wenn sie studieren wollen. Sie können den Numerus clausus umgehen, wenn der geforderte Notendurchschnitt für den Studiengang nicht erfüllt ist. Der Antrag ist an die entsprechende Hochschule zu richten (Hochschulvergabeordnung i.d.F. vom 7. 6. 1978).

Wie geht es weiter mit der Mukoviszidose?

In den letzten Jahrzehnten sind große Erfolge in der CF-Betreuung erreicht worden. Aber noch immer ist die Mukoviszidose eine tödlich endende Krankheit. Die meisten Kranken sterben im Alter zwischen 20 und 30 Jahren, einige schon eher, manche auch erst viel später. Die sehr erfreuliche statistische Aussage, daß die durchschnittliche Lebensdauer von CF-Patienten auf 25 Jahre erhöht werden konnte, besagt nichts über den konkreten Einzelfall. Eine exakte Vorhersage über die Lebenserwartung eines einzelnen Patienten ist nicht möglich. Aber jeder CF-Kranke und ebenso seine Eltern, Geschwister und Partner müssen mit der Gewißheit der verkürzten Lebensdauer leben.

Jeder Todesfall ist ein schwerer menschlicher Verlust, für die Angehörigen, aber auch für den Arzt, denn eine langjährige Arzt-Patienten-Beziehung führt auch zu einer starken emotionalen Bindung. Die Ärzte in den CF-Ambulanzen fühlen und leiden mit ihren Patienten. Den Tod eines ihnen vertrauten Kranken können sie nur durch eine längere Trauerarbeit bewältigen. Vielleicht erklärt gerade dies die Tatsache, daß auf der ganzen Welt von vielen Forschergruppen mit großer Intensität nach dem Gendefekt und der Basisstörung der CF gesucht wurde. Unter den vielen Mukoviszidose-Wissenschaftlern gibt es sogar einige, die selbst von dieser Krankheit betroffen sind. Für einen echten Forscher gibt es keinen Stillstand, kein Ausruhen auf erreichten Erfolgen. Jede gelöste Frage ist der Ausgangspunkt für mehrere neue Fragen.

Die Entdeckung und genaue Lokalisierung des CF-Gens im Jahre 1989 führte zu Forschungen über die Verschiedenartigkeit der Erbstörung. Es zeigte sich, daß die CF keinen einheitlichen Erbgang besitzt. In Mitteleuropa wird bei 60 bis 70% der Kranken die häufigste Erbstörung, die Mutation Delta F 508 gefunden, in viel geringerer Häufigkeit kommen aber mindestens 80 weitere Mutationen vor.

Außerdem ergab sich nun ein Ansatz, um mit den Methoden der Gentechnologie zu versuchen, die krankhafte Störung in der Zelle selbst zu korrigieren. Es ist inzwischen gelungen, in Zellkulturen und im Tierversuch Material aus Genen in Viren zu übertragen. Wenn diese Viren in der Zellkultur lebend weitergezüchtete Bronchialepithelien von CF-Kranken infizieren, wird gleichzeitig das Genmaterial in diese Zellen eingeschleust. Das heißt, im Experiment konnten bereits einzelne CF-Zellen geheilt werden. Sie alle haben aber sicher auch schon von den Gefahren und Risiken der Gentechnologie gehört. Deshalb ist allergrößte Sorgfalt bei solchen Versuchen geboten. Nach der Schätzung von Experten wird es noch mindestens 10

Jahre dauern, bis aus dieser wissenschaftlichen Großtat der experimentellen Medizin ein anerkanntes und risikoarmes Behandlungsverfahren geworden ist. Denkbar wäre es dann z.b., daß mit der Hilfe besonders ungefährlicher Viren, die aufgeschwemmt und deren Aufschwemmung dann inhaliert werden müßte, oder durch andere Methoden der genetischen Reparatur eine echte »Heilung« der krankhaften Veränderungen von Lunge und Bronchien möglich würde.

Neben diesen sehr spektakulären Forschungen gibt es die ganz auf die Optimierung von Diagnostik und Therapie in der alltäglichen Praxis gerichteten Bemühungen der Klinik- und Ambulanzärzte. In vielen kleinen Schritten werden allmählich Verbesserungen erreicht, die schon jetzt möglichst vielen Kranken mit dieser schweren und noch immer rätselhaften, aber vielleicht gerade deshalb auch faszinierenden Krankheit helfen sollen.

Welche Organisationen vertreten CF-Interessen und können helfen?

Innerhalb der Bundesrepublik Deutschland arbeiten überregional 2 Verbände, welche die Interessen der CF-Patienten vertreten:

Deutsche Gesellschaft zur Bekämpfung der Mukoviszidose e.V.
Geschäftsstelle: Adenauerallee 11
W-5300 Bonn 1
Tel. 0228/22 15 35

CF-Selbsthilfe Bundesverband e.V.
Adresse: Mühlenstr. 13
W-3121 Groß Oesingen
Tel. 05838/571

Die **Deutsche Gesellschaft zur Bekämpfung der Mukoviszidose e.V.** (DGzBM) wurde 1965 gegründet und zählt gegenwärtig etwa 3400 Mitglieder. Die Gesellschaft wird sich demnächst einen neuen Namen geben und heißt dann nur noch

»Mukoviszidose e.V.«

Den Aufgabenschwerpunkt sieht die Gesellschaft in der
– Mitgliederbetreuung (medizinische, psychosoziale und sozialrechtliche Beratung),
– Unterstützung von Spezialambulanzen
– Förderung der Forschung

- Information aller Bevölkerungsschichten
- Zusammenarbeit mit den Repräsentanten des Staates
- Zusammenarbeit mit anderen Behindertenverbänden

Die Gesellschaft gibt fortlaufend Informationsschriften heraus. Dazu gehört die dreimal jährlich erscheinende Mitgliederzeitschrift und Berichte über nationale Mukoviszidosetagungen. Außerdem kann die Beratung durch einen psychosozialen Dienst in Anspruch genommen werden. Über Einzelheiten informiert die Geschäftsstelle.

Regionalgruppen der DGzBM leisten die Arbeit vor Ort. Über die Republik ist ein Netz von insgesamt 31 Regionalgruppen verteilt. Ihre Sprecher sind hauptsächlich erfahrene Eltern von CF-Patienten, die vor allem die Eltern von neudiagnostizierten Patienten umfassend beraten können.

Die Mukoviszidose-Hilfe e.V. arbeitet eng mit der Deutschen Gesellschaft zur Bekämpfung der Mukoviszidose zusammen. Ihre Kontaktadresse ist die Geschäftsstelle der DGzBM. Sie verfügt über eigene finanzielle Mittel, mit denen sie Notfälle von CF-Patienten unterstützt.

Der **CF-Selbsthilfe Bundesverband e.V.** wurde 1981 auf Initiative von Eltern und CF-Erwachsenen in Deutschland gegründet. Er verfügt über etwa 750 Mitglieder und 10 regionale Gruppen sowie die Selbsthilfegruppe »Erwachsene mit CF«.

Schwerpunkte der Tätigkeit sind Selbsthilfearbeit, Kontakte, Informationsaustausch, Unterstützung von CF-Ambulanzen, Öffentlichkeitsarbeit, Kontakte zu nationalen und internationalen CF-Organisationen sowie die Förderung von Forschungsprojekten. Der Bundesverband verfaßt Informationsschriften und ist Herausgeber einer Mitgliederzeitschrift.

Ähnlich wie in Deutschland gibt es in vielen Ländern Amerikas und Europas nationale CF-Gesellschaften. Zweifellos sind die größten und bedeutungsvollsten in den USA, in Kanada und in Großbritannien. Von den deutschsprachigen Ländern sollen die Adressen hier erscheinen:

Österreichische Gesellschaft zur Bekämpfung der Cystischen Fibrose (Mukoviszidose)
Wienerbruckstr. 90
A-2344 Mariaenzdorf

Schweizerische Gesellschaft für Cystische Fibrose (Mukoviszidose)
Bellevuestr. 166
CH-3028 Spiegel/Bern

Die nationalen Mukoviszidose-Gesellschaften haben sich in der »International Cystic Fibrosis (Mukoviszidosis) Association« (ICF(M)A) zusammengeschlossen, die ihren Sitz in den USA hat. Die ICF(M)A versteht sich als internationaler Koordinator und organisiert im Abstand von 3 Jahren internationale Kongresse. Sie regte die Gründung der internationalen Vereinigung für CF-Erwachsene an (International Association of Cystic Fibrosis Adults), die 1982 gegründet wurde. Eine weitere Organisation ist abschließend zu nennen, die European Working Group for Cystic Fibrosis (EWGCF). Die EWGCF organisiert jährlich einen internationalen Kongreß in einem europäischen Land oder in Israel.

Erklärung medizinischer Fachbegriffe

Abszeß
: mit Eiter gefüllter Hohlraum

Aerosol
: wörtlich: Lösung in Luft, vernebelte Flüssigkeit (meist Medikamente enthaltend) zur Inhalationsbehandlung

Allergie
: erworbene Überempfindlichkeit gegen Fremdstoffe aus der Umwelt

Alveolen
: Lungenbläschen

Analprolaps
: Vorfall des Mastdarmes, durch den After

Anode
: elektrischer Puls-Pol

Antibiotika
: Medikamente, die Bakterien abtöten oder am Wachstum hindern

Atelektase
: luftleerer Lungenflügel oder -lappen

Bakterien
: Krankheitserreger, die nur unter dem Mikroskop sichtbar sind

Bronchiektasen
: Bronchialerweiterungen

Bronchien
: Aufzweigungen der Luftröhre

Bronchitis
: Entzündung der Bronchien

Bronchographie
: Röntgen-Kontrast-Untersuchung der Bronchien

Bronchoskopie
: Bronchialspiegelung

Chromosom
: Erbfädchen, das sich aus vielen einzelnen Erbanlagen aufbaut. Jede menschliche Zelle verfügt über 48 Chromosomen, die im Zellkern liegen

Cor pulmonale
: wörtlich: Lungenherz, durch chronische Lungenerkrankung bewirkte Herzveränderungen

Diagnose
: Krankheitsbezeichnung oder -feststellung

Diagnostik
: Untersuchungskomplex, der zur Krankheitserkennung führt

Drüsen
: Organe, die Schleim und andere Absonderungen (Sekrete) erzeugen

Dyspnoe
: Atemnot

Elektronen
: Bestandteile des elektrischen Stroms

Emphysem
: Blähung der Lunge oder einzelner Lungenabschnitte

Enzyme
: Wirkstoffe in Drüsensekreten

Fermente
: Wirkstoffe in Drüsensekreten

Fibrose
: Verhärtung eines Organs durch Vermehrung des Bindegewebes

Fotometrie
: Licht-Messung, Konzentrationsbestimmung durch Messung der Licht-Produktion von Ionen

Gen
: Erbanlage

Hämoptysen
: Blutungen aus den Bronchien oder der Lunge

histologisch
: feingeweblich, unter dem Mikroskop untersucht

Ikterus
: Gelbsucht

Ileus
: Darmverschluß

Infektion
: Befall oder Erkrankung eines Organs durch Krankheitserreger (Bakterien, Viren, Pilze)

Inhalation
: Einatmung von Stoffen, z. B. Medikamenten in Nebel- oder Pulverform

Insuffizienz
: Versagen eines Organs oder einer Organfunktion, z. B. der Atmung

Ionen
: elektrisch geladene Teilchen

Iontophorese
: Einbringen von Medikamenten in die Haut mittels elektrischen Stroms

Kathode
: elektrischer Minus-Pol

Konduktometrie
: Messung der elektrischen Leitfähigkeit

Meconium
: Kindspech, Darmausscheidung des Neugeborenen in den ersten Lebenstagen

Mukus
: Schleim, von Schleimdrüsen abgesondert

Obstruktion
: Verlegung oder Verstopfung, z. B. der Bronchien

Oesophagus
: Speiseröhre

Osmometrie
: Messung des osmotischen Druckes

Pankreas
: Bauchspeicheldrüse

Pankreatitis
: Entzündung der Bauchspeicheldrüse

Pneumonie
: Lungenentzündung

Pneumothorax
: Lungenriß, Eintritt von Luft in den Brustkorb zwischen Rippenfell und Lunge durch einen Einriß

Polypen
: pilzförmige, gestielte Schleimhautwucherungen

pränatal
: vorgeburtlich

Rektumprolaps
: Vorfall des Mastdarmes durch den After

rezessiv
: Vererbungsweise, bei der eine Krankheit nur dann auftritt, wenn beide Erbanlagen davon betroffen sind

Screening
: Reihen- oder Siebtest-Untersuchung, Untersuchung einer ganzen Gruppe von Menschen

Sekret
: Produkt von Drüsen, das ins Blut oder nach außen (in den Darm, in die Bronchien oder zur Körperoberfläche) abgesondert wird

Sinusitis
: Entzündung der Nasennebenhöhlen

Spermien
: männliche Samenzellen

Symptome
: Krankheitszeichen

Titration
: tropfenweiser Ausgleich, chemische Bestimmungs-Methode

Trachea
: Luftröhre

Trypsin
: eiweißspaltendes Ferment

Uterus
: Gebärmutter

Varizen
: Krampfadern, auch z. B. an der Speiseröhre

Viren
: Krankheitserreger, die so klein sind, daß sie nur im Elektronen-Mikroskop sichtbar sind

Zirrhose
: narbige Schrumpfung eines Organs, z. B. der Leber

Zyanose
: Blausucht, Blaufärbung von Lippen, Gesicht oder Finger infolge Sauerstoffmangel

Zysten
: mit Flüssigkeit gefüllte Hohlräume im Gewebe

Sachverzeichnis

Abszeß-Bildung 29
Aerosol 35
Alfaré 63
Ambulanzen 14
Amilorid-Behandlung 44
Amylase 45, 48
Ansteckungsgefahr 79
Antibiotika 53, 73
Antibiotika-Behandlung 40–43
Antibiotika-Inhalationen 42
Anzeichen 15–18
Appetitlosigkeit 58
Atelektase 28
Aszites 51, 66
Atemnot 31
Atemorgane 24
Atemvorgang 24
Ausbildungsfreibetrag 87
Autogene Drainage 39

Bauchschmerzen 53
Bauchspeicheldrüse 45, 49
Behandlungsstandards 34
Belastung 82
Berufsförderungswerke 89
Blähungen 58
Blausucht 30
Bronchialerweiterung 29, 43
Bronchialspiegelungen 27
Bronchiektasen 29, 30
Bronchitis
– chronische 17, 29
– obstruktive 28
Bronchographien 27
Bronchoskopien 27

CF-Ambulanzen 14
CF-Gen 12
CF-Häufigkeit 14
CF-Selbsthilfe 92
Chlor im Schweiß 21–22, 70
Cor pulmonale 43

Deutsche Gesellschaft 92
DGzBM 92
Diabetes mellitus 48, 49 f., 64 f., 73, 74

Diagnostik
– genomische 23
– vorgeburtliche 23
Dickdarm 45
direkte Untersuchung 27
Drainage, autogene 39
Dünndarm 45
Durchfälle 17

Eiweiß 45, 47, 48, 62
Eizellen 71
Energie 46 f., 58
– Bedarf 55, 59
Energiegewinnung
– aerob 82
– anaerob 82
Entwicklung
– geistige 77
– körperliche 76
Entzündung, chronische 29
Enzyme 45 f.
– Mangel an 53
– Verlust 48
Enzympräparate 15, 54, 57
Erbanlage 13
– fehlerhafte 11, 12
Erbgang 13
Erbregeln 14
Exazerbationen 32

Ferienlager 80
Fett 45, 47 f., 68
Flugreisen 85
Flutter 39

Gallensteine 17, 48, 51, 53, 66
Gasaustausch 26
Gendefekt 91
genomische Diagnostik 23
Gentechnologie 91
Geschlechtsorgane 71
Geschlechtsverkehr 71, 72

Häufigkeit der Krankheit 14
Haushaltshilfe 87
Hausunterricht 89

Sachverzeichnis

Herz-Lungen-Transplantation 44
Hilfen 86 f.
Husten 28

Impfungen 76
Infektionen, akute 32, 78
Inhalationsbehandlung 35–37
Inhalationsgeräte 35–36
Internationale Gesellschaften 94

Jugenddörfer, christliche 90

Kilojoule 46
Kilokalorien 47
Kindergarten 78
Kindspech s. Mekonium
Kindspech-Eindickung 16
Klopfmassage 37, 38
Kochsalzverlust 69
Kohlenhydrate 47, 48, 62
Krankengymnastik 37–40
Krankheitsbild, typisches 16
Krankheitszeichen 15–18
Kündigungsschutz 90

Lagerungsdrainage 37, 38
Leberfibrose 48, 50, 51, 66
Leberinformation 79
Leberzirrhose 48, 50, 51, 66
Lipase 45, 55, 57, 58
Luftröhre 25
Lungenbläschen 26
Lungenblutung 33
Lungenemphysem 31, 33
Lungenentzündung 17, 29
Lungenfunktionstests 27
Lungenherz 43
Lungenlappen 25
Lungenriß 33
Lungen-Transplantation 44

Magendarmsonde 56, 57, 58
Maltodextrin 62
Mastdarm 46
Medikamente, bronchialerweiternde 43
Mekonium
– Ileus 16, 48, 52, 67
Menstruation 72
Mikrogallenblase 48, 51, 66

Mikrotabletten 56, 57, 58
Mukolytika 34
Mukoviszidose-Ambulanzen 14
Mukoviszidose-Hilfe 93

Nahrungsprotokoll 54
Nasennebenhöhlen-Entzündungen 17
Nasenpolypen 17
Natrium im Schweiß 21–22
Neugeborenen-Gelbsucht 16
Nichtgedeihen 16
Normwerte (Schweißtest) 22

Organisationen 92

Pankreasenzyme 48, 55 f., 63, 64, 66, 68, 77
Pankreasfibrose, zystische 47
Pankreatin 55
Panzytrat 56
Pellets 56
Pepsin 45, 48
Personenbeförderung 87
Pflegehilfe 88
Pfortaderhochdruck 48
Physiotherapie 37–40
Pilokarpin-Iontophorese 19–22
Pneumonie 29
Pneumothorax 33
pränatale Diagnostik 23
Pseudomonas-Keime 32
Pubertät 71, 72

Regionalgruppen 93
Rectumprolaps 17, 48, 52 f., 68
Resorption 46
Röntgen-Untersuchung 27

Samenfaden 71
Sauerstoff-Langzeit-Therapie 43
Sauerstoffmangel 31
Schleimlösung 34
Schulbesuch 79
Schutzimpfung 76
Schwangerschaft 71 f.
– Verhütung 72 f.
Schweißdrüsen 69 f.
Schweißtest 19–22, 69
Schwerbehinderten-Ausweis 86

Schwimmprobe 46, 58
Screening 22
Sexualhormon 71, 72
Siebtest 22
Spätstadium 33
Sport 39, 81
Sportarten
– aerob 82, 84
– anaerob 82, 84
Staphylokokken-Keime 32
Steuerfreibetrag 86
Studiengang 90
Survimed 62, 64

Todesfall 91
Trainingseffekt 83
Transplantationen 44
Trommelschlegel-Finger 30
Trypsin 46

Uhrglasnägel 30
Untersuchung, direkte 27
Überträger der Krankheit 13, 14
Urlaub 85

Verdauungsenzyme s. Enzympräparate
Vererbung 11–14, 73
Vitamine 46, 63 f.
vorgeburtliche Diagnostik 23

Wohnort 75

Zucker 62
Zuckerkrankheit s. Diabetes mellitus
Zukunftsforschung 91
Zusatznahrung 62
Zwölffingerdarm 45
Zyanose 30